がんが消えていく科学的なしくみ

国内5大学で実証された抗がん作用と、それを実践した患者の克服記録

監修◉医師・がん治療認定医 浜口玲央
著者◉医療ジャーナリスト 犬山康子

ナショナル出版

監修の言葉

わが国でがんが日本人の死因の1位になったのは、昭和56年（1981年）のことです。それから40年近く年月が経ちましたが、残念ながら未だにがんは1位の座に居座り続けています。

この病気を克服すべく医学薬学などの専門家が研究を重ね、国を挙げてこの病気の克服に取り組んできました。そうして時には、これこそ特効薬、夢の薬といった治療薬が登場します。本書でも紹介されている分子標的薬、あるいは免疫チェックポイント阻害剤もそうした薬です。しかしそれらの多くが、強い副作用を持ち、当初の発表とはかけはなれた結果になっています。40年の歳月と優秀な人材、そして莫大な費用をつぎ込んで、今なお苦戦を強いられる闘いです。長くがんを研究してきた人々は、少なからず敗北感を感じているのではないでしょうか。

がん治療の方向性に何か間違いがあるのではないか。やはり現代の西洋医学だけでは、がんは克服できないのではないか。そうした「気づき」が生まれ、ようやく日本にも補完代替療法を含めた統合療法を認める機運が広がってきました。

本書で紹介されているタキサスも、そうした補完代替療法の一種です。

タキサスは補完代替療法の分野の素材で、もともと漢方薬の「紫杉《しさん》」と呼ばれるものです。ところがその主成分には、抗がん剤のパクリタキセル（医薬品タキソール）を含んでいます。これがユニークなところです。ではタキサスにはタキソール同様の副作用があるのかといえば、これが全くありません。全くないどころか、実際に使った方の感想だと他の抗がん剤などの副作用を軽くしてくれるようです。

抗がん作用をうたった民間薬などの素材は膨大な数になりますが、科学的な検証が行われているものはごくわずかです。タキサスは科学的な検証も充実しています。ヒトに対する臨床試験も行われており、有効性も安全性も納得できるものです。

以上のことからタキサスは、がんの補完代替療法、統合療法として使用されるにふさわしい素材だと思います。

実は海の向こうのアメリカ、あるいは欧州では、がんの治療法として東洋医学が大変注目されています。東洋医学的な視点、たとえばがんを臓器1つ1つのトラブルと考えるのではなく全身病と考え、全身を治すことで結果的にがんを治す、という考え方です。こうした視点がなければがんのような病気は治せないのではないか、と欧米では考え始めているようです。

日本は東洋の国であり漢方も根付いています。日本こそ西洋医学一辺倒ではなく、タキサスのような漢方素材を取り入れて、よりよいがんの治療法を確立していく国にならなければならないと思います。

監修者　浜口玲央

がんが消えていく科学的なしくみ

目次

第1章 がんになるしくみ、がんを防ぐしくみ

第2章 集学的治療から統合療法へ

第3章 がんに働きかける3つの作用

第4章 がんを克服した人たち

第5章 仙薬から科学的根拠のある抗がんサプリメントへ

まえがき

2人に1人ががんになっても、5人に4人が治る時代

「日本人の2人にひとりががんになり、3人にひとりががんでなくなります」

日本を代表するアイドルグループ、嵐の櫻井翔君がこう語る保険のコマーシャルで、日本におけるがんの現状が広く知れ渡りました。櫻井くんが言うように、現代は「2人にひとりががんになる」時代です。

ただし「3人にひとりががんで亡くなる」というのはデータとしてはもう古くなりました。日本の男性が一生のうちがんになる確率は62%、女性は46%。がんで亡くなる確率は男性が25%、女性が16%（国立がん研究センター 2013年と2016年のデータによる統計より）です。

データは常に変動しており、細かい数字は統計の取り方によっても異なりますが、確かに平均すれば日本人の2人にひとりはがんになります。ただしがんで亡くなる人は5人にひとりくらい。医学の進歩、医療体制の充実、そして患者さんの意識の向上、主体的な治療への取り組みによって治癒率は上がっていると考えられます。

男女を比較すると男性の方ががんになる確率も、がんで亡くなる確率もかなり高いのがわかります。この点は男女の遺伝的な違いやライフスタイルなど様々な理由が関わっているのでしょう。

今でもがんは命に関わる深刻な病気ですが、一昔前とは状況が大きく変わっていることがおわかりいただけると思います。確かにがんは誰もがかかる可能性がある病気です。が、治癒率はそれほど悪くありません。5人にひとりが亡くなるということは、5人のうち4人は治る、助かるということになります。単純に考えれば、がんになっても8割は治ることになります。

このデータをまず全てのがん患者さんやその周囲の方達にご理解いただき、希望を持っていただきたいと思います。

今日、がんの治療において補完代替療法は重要な役割を担うようになってきました。多くの患者さんが様々な方法を取り入れ、難しい病状を克服しています。本書でご紹介するタキサスもそうした方法の1つです。

タキサスはこれまでたくさんの科学的検証を積み重ね、がんに対する働きを明らかにしてきました。それは西洋医学のがん治療の弱点を補い、回復を助け、何より体調の維持に大きな役割を果たしてくれます。タキサスによって抗がん剤などの副作用を回避し、あまり苦しい思いもせずにがんを克服する人が増えています。

もっとたくさんの人に、タキサスの持つ有用性を知っていただきたく、本書を著しました。

無理をせず、我慢をせず、自分の仕事や生活を維持しながらがんに打ち勝ち、ご自分の健康を取り戻していただきたいと思います。

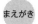

第1章

がんになるしくみ、がんを防ぐしくみ

【1】がんになるしくみ、がんを防ぐしくみ

がんの原因はがんを防ぐしくみが衰えるから

健康診断や人間ドックでがんと診断されると、多くの人はその理由を求め、長い間タバコを吸っていたから、飲みすぎやしょっぱいものを食べ過ぎたからなどと、食生活や飲酒喫煙などの生活習慣をあれこれ後悔してしまいます。

これは間違いではないものの、はっきりとそれが原因だったとはいえません。特定の化学物質の長期曝露《ばくろ》など一部の職業的な原因を除けば、がんは1つの原因で起こる病気ではありません。複数の原因が長期にわたって積み重なった生活習慣病であるとはいえるでしょう。

またがんは、細胞レベルの、細胞内の遺伝子の傷というミクロの原因の積み重ねで発生する病気です。

我々の体では、誰でも、毎日数千個（数百～数万という説も）の前がん細胞が発生しているといいます。しかし、それがそのままがんという病気になることはありません。我々の体には、それを排除するしくみが幾重《いくえ》にも備わっているからです。

がんは、がん細胞ができるからなる、というより、がんを防ぐしくみが加齢などによって弱まって発症すると考えた方がいいかもしれません。従ってがんを治すにも、このがんに対抗する体のしくみを理解するとよいと考えられます。

がん細胞が「1センチ」のがんになるまで10年以上、ただし……

たった1つのがん細胞が、がんという病気になるまでには長い時間がかかっています。

通常の細胞の大きさはわずか10ミクロン。がん細胞も同じです。1ミクロンは1000分の1ミリなので10ミクロンは100分の1ミリ。感覚的にいえば髪の毛の太さの10分の1くらい。肉眼では見えません。顕微鏡でようやく見ることができる大きさです。

この大きさでは、どのような画像診断でもとらえることはできません。CTでもPETでも不可能です。

そのがん細胞が分裂し、1個が2個、2個が4個、4個が8個と倍々ゲームで増えていくと、やがて1ミリの大きさになります。この時点でがん細胞は100万個。そこからさらに倍々ゲームで10億個になると、検査でみつかる可能性が出てきます。「10億」ときくとギョッとしますが、10億個のがん細胞の大きさはわずか1センチ、重さは1gにすぎません。たった1つのがん細胞が1センチの大きさになるまで10年くらい、あるいはそれ以上かかると考えられています。

ただし1センチになった後はとても成長が早くなります。細胞分裂の速度は変わらなくても、単純計算で常に2倍に分裂しているのですから、1センチが2倍になればもう2センチです。次が4センチ、その次は8センチです。

がんは早期発見・早期治療が大事というのは、この細胞分裂にも関係しています。発見できる大きさになってから早期といえる期間は短く、何とかその段階で発見し治療することが理想です。1センチの大きさから1年以内に治療を開始できれば、がんの種類にもよりますが、治癒の可能性は大変に高くなります。「1年に一度はがん検診」の重要性もそこにあるといえるでしょう。

がん遺伝子はこうしてできる

では最初のがん細胞、たった1個のがん細胞はどのようにしてできるのでしょう。

まずは細胞分裂の話です。我々の体は何十兆個もの細胞でできています。この細胞の一つひとつに、我々の体の設計図であるDNA＝遺伝子が入っています(厳密には遺伝子はDNAの一部)。この遺伝子は細胞の核の中で染色体を構成するDNAの二重らせん構造上にあります。

このDNAの二重らせんは、細胞分裂の際1本ずつにほぐれ、それぞれが自身のコピーを作って再び各自が二重らせん構造になります。こうして1つの細胞は同じDNA＝遺伝子を持った2つの細胞になるわけです。

細胞の分裂と増殖はこのようにして行われ、常に新しい細胞が生まれています。古くなった細胞は寿命がくれば死んでなくなりますが、同じ遺伝子を持った新しい細胞ができています。我々の体はこうして常に細胞レベルで更新されています。

さてこのＤＮＡ＝遺伝子は、様々な物質の影響を受けて傷がつくことがあります。例えば紫外線、放射線、ニコチンやタールなどの化学物質、ウィルスや細菌など、いわゆる発がん性因子です。

こうしたものがらせん構造を切断したり、遺伝子そのものと結びついたりすると正常な遺伝子が異常な遺伝子に変わってしまいます。そうしてやがて分裂して増殖します。この異常な遺伝子ががん遺伝子です。

前述のように遺伝子に傷がついた時、それが細胞増殖をうながす遺伝子であると、異常な細胞の増殖が止まらなくなります。こうして発がん性因子によって傷がつき変異したのががん遺伝子であり、そのために異常な増殖を繰り返すのががん細胞です。

がん化を防ぐ守護神・がん抑制遺伝子

がん遺伝子があっても、それですぐにがんになるわけではありません。我々の体に備わったがんを防ぐしくみが必ず発動します。

がん細胞の増殖のアクセルを踏むのががん遺伝子とすると、増殖にブレーキをかけて正常な状態に戻そうとするしくみがあります。その代表選手ががん抑制遺伝子です。がん抑制遺伝子は、DNAに出来た傷を修復したり、異常な細胞の増殖を防いだり、アポトーシス（細胞の死）を促したりして細胞のがん化を防いでいます。がん抑制遺伝子は、いわばがんから我々を守る守護神のような存在です。

前述のように、遺伝子の傷が細胞のがん化を招きますが、たった1つの傷が原因になるのではなく、いくつもの傷が積み重なってがん化につながります。細胞ががん細胞として分裂する前に遺伝子の傷を修復すれば、細胞はもとの正常な状態に戻ると考えられており、現在もがん治療の研究の大きなテーマになっています。

遺伝子のレベルで考えると、我々ががんになるのは、がん遺伝子を持つ細胞が増えて異常な細胞の増殖が止まらなくなる場合と、がん化を防ぐがん抑制遺伝子がうまく働かなくなった場合、あるいはその両方の3通りがあると考えられています。

近年、がんの遺伝子治療が注目されていますが、こうしたミクロの世界の研究が可能になり、遺伝子の役割がわかってきたからだといえるでしょう。

ただがんの遺伝子治療、例えば遺伝子を操作したり投与したりしてがんを治すといった治療はまだまだ発展途上です。現在もそうした治療法を標榜《ひょうぼう》している医療機関もありますが、時期尚早だと思われます。効果は未知数です。

今後さらに研究が進み、がん遺伝子、がん抑制遺伝子のメカニズムがより明確になれば、その時にようやく確かな治療法が登場すると考えた方がいいでしょう。

がん細胞を自然死＝アポトーシスに誘導

がん抑制遺伝子の代表的な抗がん作用の1つをご紹介してみましょう。それはがん細胞に自然死＝アポトーシスを誘導する働きです。

アポトーシスは大変ユニークかつ重要なメカニズムです。簡単に説明すると、「プログラムされた細胞の死」ということになります。

我々の体を構成する何十兆個もの細胞は、常に新しい細胞と交代しています。分裂し増殖する中で、寿命がきた細胞は死んで消えていきます。その寿命は細胞ごとにプログラムされており、不死の細胞は存在しません。

このメカニズムによって、オタマジャクシは尻尾がなくなってカエルになり、ヒトの胎児も指と指の間の水かきがなくなって人間らしい手指ができあがります。

アポトーシスは、生物が正常な体や組織を作り、それを維持するために不可欠なプログラムであり、生命活動を続けるためになくてはならないメカニズムであるわけです。

ところががん細胞は、本来の寿命というプログラムが壊れています。自然死＝アポトーシスは起こりません。無限に増殖し続け、周囲の組織を蝕《むしば》んでいきます。

そこでがん抑制遺伝子は、がん細胞を本来のアポトーシスへと誘導し、死滅させることで正常な組織を保とうとしているのです。

前述のように遺伝子が傷ついたがん遺伝子ができると、細胞のがん化がおこります。この場合もがん化した細胞が増殖しないようにアポトーシスが誘導されます。

実は抗がん剤の中には、がん細胞の遺伝子を傷つけてアポトーシスを誘導させ、がん細胞を死滅させようとする薬もあります。しかし問題は、攻撃すべきがん細胞を特定するのが難しいことです。がん細胞はもともとその人の健康な細胞ですから、その細胞ががんなのか正常なのか判別しにくいのです。

そのため抗がん剤は、がん細胞と一緒に健康な細胞も傷つけてしまい、ひどい副作用をまねく等のリスクもあるわけです。

選択的抗がん作用を持つタキサス

正常な細胞は傷つけずにがん細胞だけを攻撃する。そうした薬の研究はもう何十年も行われています。今日研究が進んでいるがん細胞のみに作用する分子標的薬がそれです（分子標的薬については第2章でご紹介します）。しかしこれが非常に難しいようです。

毎年のように新しい抗がん剤のニュースがもたらされますが、尻すぼみになるケースが少なくありません。「夢の薬」「がんは治る時代」など、華々しい報道の数か月後、必ずといっていいほど、重い副作用のニュースが後を追います。

製薬メーカーや医薬品の研究者たちは、世界中の民間薬、薬草などの情報を集め、未開のジャングルに分け入り、深海に眠る未知の物質を追い求めています。そうしたものの中から、がんだけに効く素材を探して奔走しています。

そうして最も可能性が高いもののひとつとして、実際に歴史の中で繰り返し検証が行われてきたのが漢方薬、あるいは漢方用素材です。本書の第3章、第5章で詳しくご紹介しますが、タキサスもそうした漢方素材の1つです。

タキサスは千年一位の学名です。千年一位はイチイ科の樹木で、中国雲南省の奥地、高山のみに生息しています。そしてその樹木から抽出される物質は、民間薬として数千年の歴史を持っています。その物質を日本の研究者たちが持ち帰り、金沢医科大学などで研究した結果、驚くべき作用を発見します。

2002年に同大学で、タキサスの「がん細胞、および正常細胞に対する増殖抑制作用」の実験が行われました。タキサスの投与ががん細胞と正常細胞にどのような作用をもたらすかが試されました。

この実験でタキサスは、子宮頸《けい》がん、大腸がん、脳腫瘍《しゅよう》、卵巣がんなど多くのがん細胞に対し強い増殖抑制作用を示しました。そしてそれはがん細胞にのみ働き、正常な細胞の分裂や増殖には影響を及ぼさなかったのです。まさに理想的な抗がん作用です。

理想的ながん細胞の消滅——アポトーシスを誘導する

それではがん細胞を消滅させるとは、具体的にどのようなことなのでしょうか。細胞の消滅には2つのパターンがあります。1つは既に述べたアポトーシス。あらかじめ細胞にプログラムされた自然死です。

もう1つはネクローシス、日本語でいえば壊死《えし》です。この場合、外部からの衝撃などで細胞膜が崩壊し、細胞の内容物が周囲にあふれ出して死に至ります。ケガなどの外傷で組織が壊れ、細胞が壊れるのはこのネクローシスです。生卵がつぶれて中身が飛び散るイメージといえばわかりやすいでしょうか。

がん細胞にネクローシスが起こると、がん細胞の中身が周囲にあふれ出します。するとそこに白血球が集まって激しい炎症反応が起こります。これが進行すると全身の衰弱が起こり（悪液質）、病状はさらに悪化してしまいます。

抗がん剤によるがん細胞の消滅はネクローシスによるものであり、がん細胞を退治すると同時に周辺に炎症をもたらします。炎症は抗がん剤の副作用そのものです。

一方タキサスによるがん細胞の消滅は前者、つまりアポトーシスによるものです。アポトーシスが起こった細胞は内容物が凝縮し、核も細かく分割され、細胞自体も断片化します。細胞が縮んでさらに細かくなり、最終的には食細胞マクロファージに食べられて消滅します。細胞の周辺に何の影響も残さずに消えてなくなるわけです。

タキサスによるがん細胞の消滅は、このアポトーシスへの誘導であり、粉々になったがん細胞はやはりマクロファージに食べられてなくなります。

がんをくい止める免疫システム

我々の体にはがん抑制遺伝子のように、まず細胞のがん化にブレーキをかけるしくみがあります。このブレーキがうまく作動すれば、まず細胞のがん化は阻止され、がん細胞の増殖がくいとめられます。

しかしがん抑制遺伝子がうまく働かない時、その働きを上回る勢いでがん細胞が生まれてしまった時にも、我々の体にはがんをくい止める大きな働きがあります。それが免疫《めんえき》システムです。

免疫システムは、我々の体に起こる様々な危険から我々の生命を守っています。免疫という字は「疫(病気)を免れる」からきており、かつて人類の存亡の危機を招いたペストやコレラのような感染症の研究であきらかになりました。

昔は感染症、伝染病の原因は全く分かっておらず、これを防ぎ、治す働きもわかっていませんでした。しかし「一度かかった病気には二度かからない」といった免疫の働きが解明され、そこからワクチンが誕生しました。こうして免疫学が進歩して実際に治療に応用することで、人類は感染症をある程度克服してきた歴史があります。

今日も風邪やインフルエンザなどの感染症の原因である微生物は、われわれの免疫システムにとって明らかな異物です。こうした異物＝病原体をすみやかに発見し、殺傷して病気になるのを未然に防ぐのが免疫システムです。

中でもがんに対する免疫のことを「がん免疫」「腫瘍免疫」と呼び、がん治療に結びつける研究が盛んになっています。

【2】 がん免疫とその弱点

免疫システムと免疫細胞の役割分担

免疫システムは、がんを克服する上で重要なメカニズムです。ここで少し免疫システムについてご説明しておきましょう。

まず免疫を大きなくくりで考えると、第一に皮膚全体がそれにあたります。頭のてっぺんからあしのつま先まで、体表に張り巡らされた薄く巨大な皮膚は、体全体で異物の侵入を防ぐために存在しています。また食物のような明らかな異物も、必要に応じて通過させるため、消化器全体も免疫システムととらえることができます。

ただし、がん細胞のような病気の原因物質そのものを排除するしくみを担うのは、血液の中の免疫細胞です。

免疫細胞（白血球）にはリンパ球と単球、顆粒球などがあり、それぞれの働きを持って連携し活動しています。

がんに対する免疫細胞の分類は図1のようになっています。

がん細胞を発見し他の免疫細胞に知らせる抗原提示細胞

まずがん細胞を発見する仕事を担うのは樹状細胞です。樹状細胞は皮膚をはじめ鼻腔や肺、胃、腸管などに多く存在し、樹状という名前の通り無数の突起を伸ばしてい

図1　免疫細胞（白血球）の分類

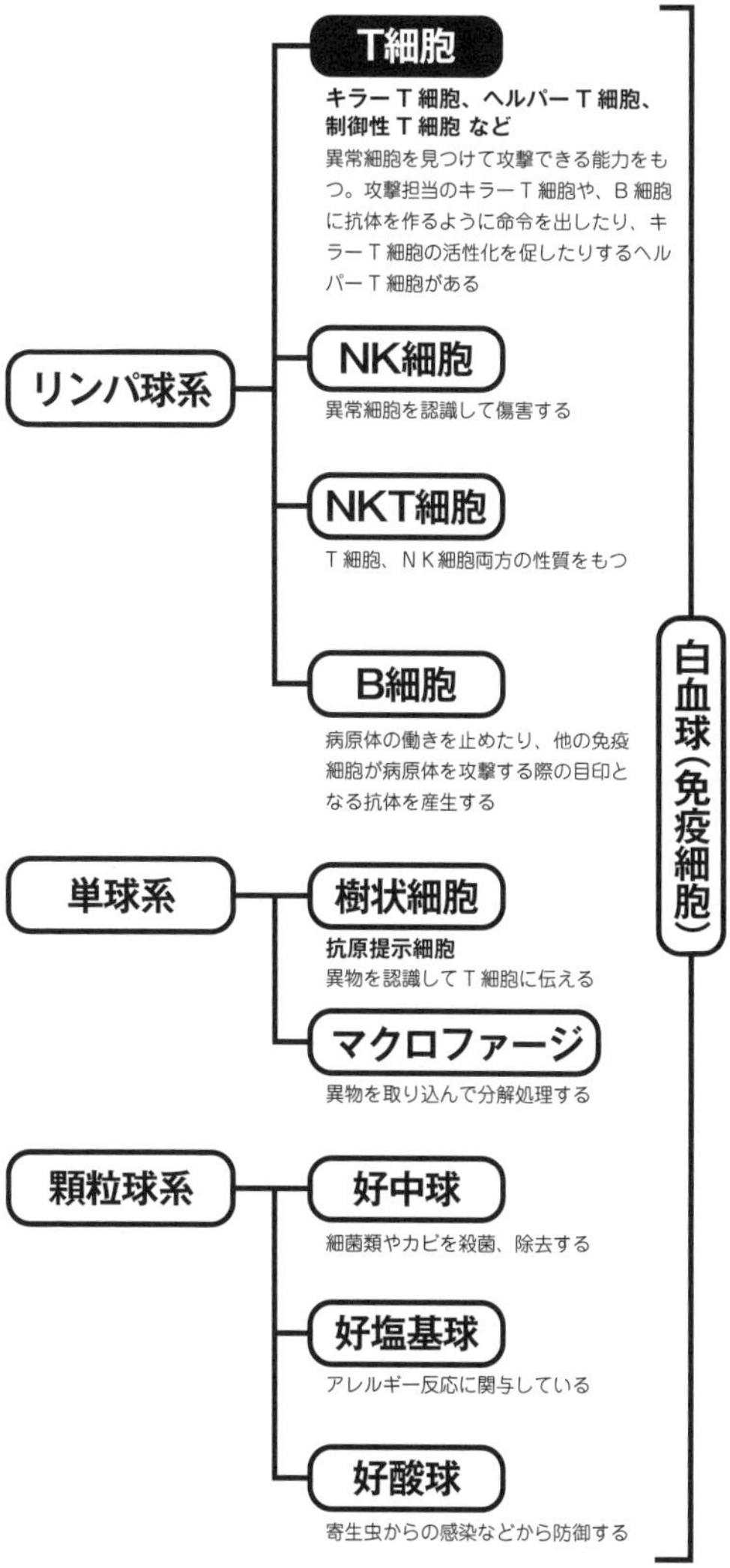

白血球（免疫細胞）
リンパ球系
T細胞
キラーT細胞、ヘルパーT細胞、制御性T細胞 など
異常細胞を見つけて攻撃できる能力をもつ。攻撃担当のキラーT細胞や、B細胞に抗体を作るように命令を出したり、キラーT細胞の活性化を促したりするヘルパーT細胞がある
NK細胞
異常細胞を認識して傷害する
NKT細胞
T細胞、NK細胞両方の性質をもつ
B細胞
病原体の働きを止めたり、他の免疫細胞が病原体を攻撃する際の目印となる抗体を産生する
単球系
樹状細胞
抗原提示細胞
異物を認識してT細胞に伝える
マクロファージ
異物を取り込んで分解処理する
顆粒球系
好中球
細菌類やカビを殺菌、除去する
好塩基球
アレルギー反応に関与している
好酸球
寄生虫からの感染などから防御する

ます。この突起を手のようにして異物を片っ端から捕まえて飲み込み、破壊します。そのため貪食《どんしょく》細胞とも呼ばれています。

樹状細胞の最も重要な仕事は、飲み込んだ異物が何であるかを他の免疫細胞に知らせることです。これを抗原提示《こうげんていじ》と言い、異物ががん細胞である場合、他の免疫細胞にがん細胞の存在が伝わり、がん細胞を殺傷すべく免疫細胞は臨戦態勢になります。

樹状細胞と同様に、がん細胞を発見しその情報を他の細胞に伝える細胞にマクロファージがあります。マクロファージもあらゆる異物を飲み込む貪食細胞であり、主にリンパ節で異物が流れてくるのを待ち構えています。

樹状細胞とマクロファージは異物を貪食、破壊、抗原提示という同じ働きをしているのですが、大きな違いもあります。それは樹状細胞が生きたがん細胞を貪食するのに対して、マクロファージは死んだがん細胞を貪食することです（逆に言えば樹状細胞は死んだがん細胞を貪食せず、マクロファージは生きたがん細胞を貪食しない）。

がん細胞は分裂増殖を続ける「死なない細胞」とご紹介しましたが、それはがん細胞に対して免疫も働かず治療もしない場合です。糖質などの栄養がたっぷりある環境で培養すると、がん細胞は永久に分裂増殖するのが特徴です。

しかし、ヒトががんになればたくさんの免疫細胞ががん細胞を攻撃し、死ぬがん細胞もたくさんあります。また、がん治療を行えば、抗がん剤や放射線によってたくさんのがん細胞が死滅します。

こうして死んだがん細胞を処理するのがマクロファージなのですが、同時にその情報を他の免疫細胞に知らせ、がん細胞に対する攻撃を指示する働きを担っているわけです。

タキサスはマクロファージに生きたがん細胞を認識させる

異物としてのがん細胞を認識し、他の免疫細胞に提示するマクロファージ。この細胞は死んだがん細胞だけを貪食することから、生きたがん細胞に対しては無能な細胞だと考えられていました。それはがん細胞がもともとは正常な細胞であったために、がん細胞なのか正常細胞なのか識別が難しいためです。

もちろんがん細胞と正常細胞は、ミクロの目で見れば細胞の表面に、いずれも目印というべき特徴的なたんぱく質を発現させており、何もかも瓜二つというわけではありません。しかしもともとの形が同じであるために識別が難しいのは確かです。

もしマクロファージが生きたがん細胞と正常細胞の識別ができれば、がん細胞を殺傷するがん免疫はより強力になります。

そのためには生きたがん細胞に何らかの刺激を与え、がんである目印となるタンパク質を発現させることですが、これはがん治療の大きな課題になっています。

これまで自然界に存在する抗がん成分を研究し、タキサスを研究していたチームが、その能力をタキサスに見出しました。タキサスの成分をがん細胞に投与することで、がん細胞にはＦＡＳ抗原というがん特有のたんぱく質が表出し、これをマクロファージが認識することがわかったのです。

タキサスによってマクロファージは、死んだがん細胞だけでなく生きたがん細胞も貪食することができるようになります。これによってマクロファージは他の免疫細胞にがん細胞の存在を知らせる（抗原提示）ことが可能になります。またマクロファージに捕食されたがん細胞は粉々に分解されるため、周囲に影響を残しません。

マクロファージがタキサスによって生きたがん細胞を認識できるようになることは、抗がん作用が強力になることを意味します。

がんを攻撃する免疫細胞軍団も弱体化する

樹状細胞やマクロファージなどの抗原提示細胞からがん細胞の情報を受け取った免疫細胞たちは、すみやかに攻撃を開始します。特に連携して攻撃を展開するのはリンパ球のT細胞、キラーT細胞、NK細胞、B細胞などです。

T細胞の一種であるヘルパーT細胞は、自らがん細胞を攻撃するだけでなく、キラーT細胞、NK細胞、B細胞らに攻撃指令を出し、それらの活性を高めます。

キラーT細胞（細胞傷害性T細胞とも言う）は、その名前の通り殺傷力の高い細胞であり、がん細胞を直接攻撃します。

B細胞は少し知的な役割を持っており、がん細胞がどのようなものかを記憶し、その敵にぴったりの最も威力のある弾（抗体）を作ります。そして次にそのがん細胞に出会った時に、その弾で攻撃します。

これらの細胞の力は、当然ですが健康な人ほど強力です。若くエネルギーにあふれ、疲労もストレスも問題のない人では、免疫細胞もフルパワーです。風邪もひかず、がんにもなりにくいのは免疫力が充実しているからです。

しかし、年を取り、血圧や血糖値やコレステロール値など小さな不調が蓄積してくると、免疫細胞も弱体化し、免疫力全体が低下してきます。年を取るとがんなどになりやすいのは、やはり年を取って免疫力が低下してくるのも大きな原因です。

最強のがんスナイパー　ＮＫ細胞

さて、ご紹介した免疫細胞たちの中で、がんに対して最も攻撃力が高いのがＮＫ細胞だと考えられています。

ＮＫ細胞とは「ナチュラルキラー」細胞の略、つまり「生まれながらの殺し屋」という迫力ある呼び名を持っています。ふだん単独で体内を自由にパトロールしており、ヘルパーT細胞などからの指令を必要としません。その点は樹状細胞やマクロファージと同じですが、特別なのはがん細胞に対して高い殺傷能力を持っていることです。独自の判断で攻撃するところが、まるで腕利きの用心棒のようです。

ＮＫ細胞にはパーフォリンやグランザイムと呼ばれるタンパク質が含まれており、これが強力な武器になります。体内でがん細胞を発見するとすぐに接触し、細胞膜に穴を空けてこれらを打ち込みます。

ここで注目したいのはＮＫ細胞による攻撃がネクローシスではないことです。攻撃物質はアポトーシスを起こすので、周辺に炎症を起こさず、悪影響を及ぼしません。

さらにＮＫ細胞ががん細胞攻撃において注目されるのは、がん細胞と正常細胞を見分ける能力に優れている点です。従って間違って正常細胞を攻撃することもなく、ずばぬけた判断力を持っています。まさに凄腕の殺し屋ということになります。

次に詳しくご説明しますが、がん細胞は様々な手段を使って自らが有害ながん細胞であることを隠します。他の免疫細胞の多くはがんの目くらましにだまされるのに対し、ＮＫ細胞は相手が正常細胞ではなくがん細胞であることを見抜きます。そして速やかに攻撃することから注目されているわけです。

なぜ年を取るとがんになりやすくなるのか

ここまでご説明してきたがんに対抗するしくみが常に万全ならば、我々はがんになることなく生きていくことができるでしょう。よくいうように毎日何千個も前がん細胞が発生しても、全て一掃されれば大丈夫です。

けれども我々は年を取ります。筋肉や骨が衰え、体力も落ちてきます。血液もサラサラとは言えなくなり、血圧も自然と高くなり、老眼になり、物忘れが多くなります。がんに対抗する力も同様に衰えてきます。

がん抑制遺伝子によるがん化阻止の働きも、様々ながん免疫も、若い頃のようには機能しなくなってきます。細胞のがん化にブレーキがかかりにくくなり、免疫細胞もがん細胞を見落としがちになります。

年を取るとがんになる人が増えるのは、体全体が老化によって衰え、がんをくい止める力が弱ってくるからと考えられます。

免疫システムの衰えに関して象徴的なのが、胸腺《きょうせん》の萎縮《いしゅく》です。

免疫細胞は他の血液細胞と同様に造血幹細胞からつくられます。造血幹細胞は骨髄にあり、ここで作られた前駆細胞がだんだん役割ごとに分化していき、それぞれの免疫細胞に成長していきます。

免疫細胞の中でT細胞だけは、前駆細胞の状態で胸腺という臓器に移動します。胸腺は未熟なT細胞を、自己と非自己を見分ける、つまり異物や病原体、がん細胞などと正常な自分の細胞を見分ける一人前の免疫細胞に育て上げる特別な訓練所です。

胸腺は子供の頃に一番大きくなり、成長と共に小さくなっていきます。中高年になると、もはやT細胞を一人前に育てることができなくなってしまうのです。これはいくらなんでも早すぎる変化です。

大きさも、子どもの頃は人の握りこぶしくらいですが、次第に萎縮して、中高年では半分くらいの大きさになってしまいます。機能もほとんど失ってしまいます。

がん免疫の衰えががん細胞の増殖につながる

年を取ると衰えるのは胸腺だけではありません。たくさんの免疫細胞をストックし、免疫細胞ががんを攻撃する物質（抗体）を作っている脾臓も、やはり老化し、衰えてきます。脾臓は免疫細胞を作り、B細胞が抗体を作る場所でもあります。

そして体内で最大の免疫組織と言われる腸管も、老化によって衰えてきます。腸管には、様々な免疫細胞や直接異物を攻撃するタンパク質（抗体）が、からだ全体の6割常駐していると考えられています。

腸管は、我々の食生活と直結しており、日々どのようなものを食べるかによって、働きがよくなったり悪くなったりします。食生活が乱れると腸管の老化は早まります。つまり免疫細胞に関わるあらゆる臓器が衰えてくるので、強い免疫細胞も減り、免疫システムも若い頃のような機動力はなくなっていくのです。

一方、がん細胞の数は、老化によって細胞分裂時の遺伝子複製のミスが増え、またそれを抑止する働きも衰えるため、減るどころか逆に増えていきます。毎日数千個も誕生すると言われる前がん細胞にとって、弱体化した免疫システムの目をくらますのは簡単になっていくのです。そうして隙をぬって増殖し、成長を続け、やがて前がん細胞はがんという病気になっていくわけです。

我が国でがんの発生が多いのは、第一に日本が高齢化社会であるからです。

免疫力には個人差がある　がん免疫にも個人差がある

免疫力の低下は、加齢だけの問題ではありません。免疫力には個人差があります。60歳を過ぎてもエネルギッシュで免疫力の高い人もいれば、まだ若いのに免疫力は老人のような人もいます。

個人差は持って生まれたものもありますが、それ以上に生活習慣にも左右されます。例えば食事ひとつでも免疫力を高めるもの、低下させるものがあります。運動はした方がいいとされています。満ち足りた睡眠は免疫力を高め、睡眠不足は免疫力を下げます。アルコールは度が過ぎるとマイナスですし、タバコは免疫以前に発がん性物質そのものです。ストレスが多いのはマイナスですが、クリアできるちょっとしたストレスはプラスに作用します。

このように身の回りには免疫力を高めるものもあれば、下げるものもあり、そこには個人差があるわけです。

これはがん患者さんにも当てはまります。がんと宣告されると気落ちして、おそらく免疫力は大きく落ち込みます。手術も抗がん剤も放射線も、残念ながら免疫力を下げてしまいます。免疫細胞が実際に激減してしまいます。

それでも主体的に治療にのぞみ、じわじわと免疫力を持ち直す人もいます。ＱＯＬ（生活の質）を高めることは間違いなく免疫力を高めます。今日、がんの治癒率が上がってきているのは、ひとつには患者さん主体の、ＱＯＬ重視の治療が主流になってきたからと考えられるのです。

「発見」も「攻撃」もされない、がん細胞のたくみな目くらまし作戦

これまで「がん細胞はもともと正常な細胞であるため、免疫細胞にもみつかりにくい」とご説明しました。これは単に「姿かたちが似ているから見分けにくい」ということではありません。そもそも免疫細胞に我々ヒトと同じ目があるわけではなく、外見を見比べて違うかどうか考えているわけではありません。あくまで、接触した場合の化学的な反応として、正常な細胞との識別ができない、という意味です。

しかし、がん細胞の性質が解明されればされるほど、がん細胞は巧妙で悪意に満ちた細胞のように感じられます。まず「無限に増殖を繰り返す細胞」というのも不気味です。医学研究の素材として知られる「ヒーラ」というがん細胞がありますが、これは1951年に亡くなったアメリカ人女性の子宮頸がんの細胞です。ご本人が亡くなって60年以上たった後も無限に増殖を繰り返して生き続けています。

しかし、この細胞が世界中の研究機関に渡り、がんの解明や治療法の研究に大きく貢献したことは間違いありません。

悪性新生物というがんの呼称も、まるでエイリアンのようで不気味さを増幅します。さらにがん細胞には、様々な巧妙な戦術を駆使してヒトの体内で増殖する性質があります。その1つが前述の、正常細胞そっくりでがんであるかどうか識別が難しいことです。さらに性質を様々に変化させて、免疫細胞の探索や攻撃から身をかわします。

例えば、がん細胞の表面には、がん細胞としての目印になるタンパク質が存在するのですが、がん細胞はこのたんぱく質を隠してあたかも正常細胞であるかのようにふるまいます。また免疫細胞が異物であるがん細胞を攻撃する目印であるタンパク質も、全て隠してしまうことができます。つまりがん細胞は、自らをその存在の発見も攻撃もできない状態にすることができるのです。

T細胞の活性化をブロックして攻撃を阻止するがん細胞

またがん細胞は、がん細胞を攻撃するT細胞の攻撃にブレーキをかけることがわかってきました。

がん細胞はPDL1というアンテナのような手を伸ばし、T細胞にあるPD1と呼ばれる受け皿（受容体）に結合し、T細胞が活性化して攻撃するのを阻止することができるのです。わかりやすく考えると、やる気満々でふりあげたこぶしをガッチリと固定してしまうわけです。これではどんなパワーのあるT細胞でも攻撃することができません。

そこでこのPD1やPDL1という免疫細胞の受容体をあらかじめふさいでしまい、がん細胞のPDL1がPD1と結合するのを阻止しようとする治療法が登場しました。それが最近話題の新しい抗がん剤「免疫チェックポイント阻害剤」です。

この治療法については第2章で詳しく説明しますので、ここではもう少しがん細胞の不気味な性質を紹介してみます。

免疫反応を抑制する細胞を味方につける

がん細胞が免疫細胞の攻撃を逃れる方法は他にもあります。例えばがん細胞は、免疫反応を抑制する細胞を活性化させ、自らへの攻撃力を下げさせることができます。

免疫反応を抑える細胞とは制御性T細胞のことです。異物や敵を攻撃する免疫の働きと矛盾するようですが、この細胞は今日非常に注目されています。この細胞には、アレルギーや自己免疫疾患のような免疫の過剰な働きを抑える働きがあるからです。

免疫とは、簡単に言えば異物や病原体を阻止して病気を防ぐ(疫を免れる)働きです。しかし時として全く無害な相手を敵だと勘違いして攻撃したり、自身の組織や細胞を攻撃してしまう場合があります。こうした免疫の暴走を抑え、攻撃による傷害を防ぐのが制御性T細胞です。

過剰な免疫反応を抑えバランスをとるので、非常に重要なポジションでもあります。健康な人の場合、この細胞がT細胞の5%程度を占めています。

驚くべきことにがん細胞は、この制御性T細胞を活性化して免疫細胞からの攻撃力を下げさせているのです。実際に悪性黒色腫や肺がんなどの多くのがん細胞の周辺には、活性化して免疫抑制機能が強くなった制御性T細胞が増えていることがわかっています。

たとえてみれば、敵の陣営にいる穏健派をそそのかして、攻撃反対、暴力反対を唱えさせ、自分への攻撃を弱めているようなものです。

さらにがん細胞は、自ら様々な免疫抑制物質を分泌し、周囲の免疫細胞の働きを抑制し攻撃の手を弱めさせています。

何という悪知恵、そしてその巧妙で多彩なワザの数々。こうして巧みに免疫細胞の攻撃をかわしつつ、がん細胞は分裂増殖していきます。

血管新生によって栄養補給路、転移の道を作る

免疫システムを抑え込むだけではありません。がん細胞は、分裂、増殖するために、ある作戦をとって栄養補給を行います。それは近くにある血管から新しい血管を伸ばさせ、栄養補給を行うことです。この機能を血管新生といいます。

がん細胞はたくさんの栄養を必要とする細胞です。正常細胞の3倍〜8倍もの糖を必要とし、酸素もたくさん欲しています。そのため正常細胞に囲まれているだけでは

栄養失調、酸素不足になるため、新たな栄養補給路、酸素補給路として新しい血管を引くのです。

それも自力で血管を作るわけではありません。血管増殖因子という伝達シグナルを近くの血管に向けて放出し、既存の血管の方からわざわざ新しい血管が伸びてくるようにしむけるのです。自らシグナルを発するだけでなく、周囲の正常細胞を刺激してシグナルを出させ、さらに新しい血管が自らに伸びてくるのを待っています。

こうして血管が新生されて血液が充分補給されると、がん細胞は分裂、増殖を繰り返し、病巣は周囲の組織に入り込み、どんどん大きくなっていきます。

進行がんでは、がんにたくさんの栄養を奪われるために、患者さんは栄養失調になり痩《や》せていきます。いわゆる悪液質ですが、原因はがんが血管新生によって大量の栄養を奪ってしまうためです。

こうして新たに栄養補給の道を開いたがん細胞は、分裂し新生血管を通って他の臓器に転移していきます。もし検査でがんがみつかって手術でとっても、既に転移して新たながんができていると治療は難しくなります。

つまりがん細胞にとっての新しい血管は、栄養補給路だけでなく転移して病巣を全身に広げるための逃走経路ととらえることもできます。

このようにがんは、免疫システムだけでなく医学治療の努力をもかいくぐり、全身を侵略していきます。まことに巧妙、かつ悪質な存在だといわざるを得ません。

栄養がなければ増殖できない

新たな血管を作り、増殖・分裂し転移していく性質を持つがん。しかし裏を返せば、栄養と酸素がなければ増殖も分裂もできないことになります。そこでこれまで、血管新生を阻止する方法や医薬品の開発が行われてきました。

既に血管新生を阻害する抗がん剤も存在し、大腸がんや非小細胞肺がん、腎がんなどに使われています。血管増殖因子の放出を阻止する薬やこれをキャッチする受容体の働きを阻止する薬も存在します。

こうした薬がうまく働けば栄養・酸素の補給は絶たれ、がん細胞は分裂も増殖もできなくなってしまいます。いわばがんへの兵糧攻《ひょうろうぜ》めともいえる方法であり、様々な薬が開発されてきました。

実際、ある薬は、手術が困難になった患者さんのがんの増殖を抑えて延命効果が認められています。

ただしこの薬には大きな欠点もありました。血管新生は、がんだけではなく、ケガで損傷した組織の再生や妊娠時の胎盤形成などでも起こる現象です。血管新生阻止薬が、こうした正常な現象を妨げることがわかってきたのです。副作用として血管障害、創傷治癒遅延、消化管穿孔《せんこう》、高血圧などが報告されています。

血管新生阻害ががん細胞だけに効けばいいのですが、他の多くの抗がん剤同様、他の正常な組織を傷つけてしまうという副作用があります。抗がん剤創薬の難しさがここにもあるようです。

以上のように、がん細胞、そしてがんという病気は実に巧妙で悪がしこく、治療法の確立が難しいことがわかります。

第2章では、現代のがん治療と補完代替療法、さらにこうした多種多様な治療法を組み合わせた統合療法についてご紹介していきます。

第2章

集学的治療から統合療法へ

がんの標準治療とは

ここ数年、医療の世界で「標準治療」という言葉が使われるようになりました。この場合の標準とはどういう意味なのでしょう。「標準」とは「一般的な」「平均的な」「基準となる」といった意味ですが、医療においてはもう少し特別な意味があります。

医療の世界でいう標準治療とは、それまで科学的に検証が行われて効果が認められ、それを根拠にした治療、という意味です。またそれゆえに最良の治療であり、患者さんに第一に行われることが推奨される治療であるとされています。

がんの標準治療は、日本癌治療学会を中心に作られた「がん診療ガイドライン」にまとめられており、がんの治療を行う多くの病院は、このガイドラインに従って治療を行っていると考えていいでしょう。

また全国どこでも標準治療が受けられるよう、日本ではがん診療連携拠点病院が400以上存在します。がんの治療にあまり地域差、病院による差がないような施策がとられているわけです。

がんの標準治療はすなわち3大療法です。手術などの外科治療、抗がん剤などの化学療法、そして放射線治療の3つです。

この3つの治療法は単独で行われることはあまりありません。例えば手術だけでおしまいということはなく、手術で取り切れなかったがん、まだみつかっていない小さながんを消していくために、手術後に抗がん剤治療、あるいは放射線治療を行います。あるいは、ある程度大きくなってしまったがんを、抗がん剤や放射線で治療して小さくしてから手術するということもあります。

よりよい結果を得るために、可能な治療を複数組み合わせて行う集学的治療が、がん治療の進め方です。

外科治療：あらゆる点で負担が軽い手術の普及

ひと昔前のがんの手術といえば、がんの病巣を、その周囲の組織までかなり大きく切除するのが当たり前でした。目に見えない小さながんが周囲に侵襲している可能性があるとして、転移や再発を防ぐためにも大きめに切除していたのです。

けれども今日、手術で切除する範囲は以前より小さくなっています。

これは、これまでの治療や研究の積み重ねによって、切除しなければならない範囲が明確になり、いたずらに範囲を広げないようになってきたためです。

病巣は取らなければなりませんが、患者さんの負担をできるだけ少なくしなくてはなりません。手術そのもののダメージだけでなく、術後の回復、社会復帰をふくめたＱＯＬが重視されるようになってきたのです。

傷も痛みも少ない内視鏡手術

外科治療の進歩という点では、何といっても内視鏡手術の普及、拡充が挙げられます。

以前はごく早期の胃がんでも、お腹を大きく開腹しなくては手術ができませんでした。今日では、条件が整えば口から挿入する内視鏡で切除できる場合もあります。この場合の開腹手術と内視鏡手術では、患者さんの負担は天と地ほどの違いがあります。早期の大腸がんなども、肛門から挿入する内視鏡で手術できる場合があります。

体をほとんど傷つけることなく手術ができれば、痛みも少なく、術後の体調回復や退院、社会復帰も早くなります。麻酔などのリスクも少なく、入院費を含めて治療費も安くなります。

同じ内視鏡でも、がんの場所や進行度によっては胸腔鏡手術や腹腔鏡手術が勧められることがあります。この場合はお腹に小さな穴を3～4か所開け、内部を撮影するカメラや患部を切除する器具などを挿入し、撮影された映像を見ながら手術が行われます。

こちらは小さいとはいえお腹に穴を空けるので、口や肛門から挿入する内視鏡よりは多少ダメージがあるといえます。それでも傷跡も小さくてすみますし、開腹手術とは比較にならない程、患者さんにとっては楽な治療になります。

リスクもある医学の進歩、高度で難しい手術の問題

内視鏡手術は確かに患者さんにとってダメージが小さい外科治療ではありますが、ここであえて医学の進歩の問題点をご紹介してみます。それは今述べた内視鏡手術において、医療事故の発生が目立っていることです。

ニュースによると千葉県がんセンターや群馬大学付属病院で、腹腔鏡手術による死亡事故が何件も発生しています。これはどういうことなのでしょうか。

多くの専門家が指摘しているのは、きわめて当たり前の理由でした。内視鏡手術で事故が多発するのは、この治療が非常に高度で難しい手術であるということに起因します。

いくらカメラの精度が高いといっても画像は画像です。患部を角度を変えた2つくらいのカメラから画面を通して見ているにすぎません。開腹して患部全体を直接見ながら行う手術に比べると、把握できる状態はきわめて小さいのです。

病巣の全体像が見えない状態で執刀するのでミスが起こりやすく、腹腔壁を傷つけ

て大きな出血につながることがあるといいます。また手術を開始して初めてがんが他の臓器に浸潤《しんじゅん》していることがわかる場合もあります。その場合、即刻開腹手術に切り替える必要があるのですが、最近は内視鏡手術の技術ばかりを追求する傾向が強く、開腹手術に不慣れな医師も増えているというのです。

内視鏡手術を開始したものの、病巣は予想と違っていた、見えない箇所にがんが広がっていた、セオリー通りに手術していたのに出血がひどくなった。こうした実態があった場合、一部始終が、果たして患者さん本人やご家族に明らかにされているのでしょうか。

内視鏡手術は、患者さんの負担を軽くする進歩的な治療として称賛されています。いきおい、多くの医師、とりわけ若い医師は内視鏡手術を積極的にやりたがる傾向にあるようです。「時代遅れで患者さんを苦しめる開腹手術より、誰もがほめそやす内視鏡手術をやりたい」と考える医師が多いのです。

その結果が医療事故の増加につながっているとしたら、はたしてそれが医学の進歩といえるのか疑問です。

高度な技術、難しい技術には大きなリスクがつきものです。そうした現状が、医療事故の時以外ではほとんど報道されていないことにも疑問を感じます。

化学療法(抗がん剤)

化学療法は、抗がん剤でがん細胞の成長を阻害、あるいは破壊して消滅させようとする治療法です。

薬剤は注射、点滴、あるいは飲み薬で投与され、血液に乗って体中をめぐり、がん細胞に到達します。からだのどこにでも届くので、目に見えない、検査で発見できない小さながん、たとえば転移したがんにも届くというメリットがある反面、がん以外の届いてほしくない箇所にもまんべんなく作用してダメージを与えるというデメリットがあります。

現在100種類ほどの抗がん剤が使われていますが、抗がん剤だけで治る可能性があるがんは限られています。例えば急性白血病、悪性リンパ腫、精巣(睾丸《こうがん》)腫瘍、絨《じゅう》毛《もう》がんなどがそれです。

ほかに、がんの成長、進行を遅らせる可能性があるとされるのは乳がん、卵巣がん、骨髄腫《こつずいしゅ》、小細胞肺がん、慢性骨髄性白血病、低悪性度リンパ腫等です。

抗がん剤は、それだけでがんを治すのではなく、がんを縮小させ手術しやすくしたり、手術で取り残した可能性のある小さながんを殺すなど、ほかの治療法と組み合わせることで真価を発揮する治療です。

抗がん剤も日々進歩を遂げていますが、抗がん剤に期待できる具体的な効果とは、

①がんが縮小する
②がんの進行を遅らせる

の2点だと考えるべきでしょう。

抗がん剤はどのように働き、何を狙っているのか

抗がん剤はがん細胞に対してどのように働いているのでしょうか。

抗がん剤はがん細胞の内部の遺伝子を破壊して細胞を殺したり、細胞内の酵素と結びついて増殖を抑えたりします。こうした働きはがん細胞だけでなく、正常な細胞にも作用してしまうため、重篤な副作用が生じてしまうわけです。

通常、医薬品というものは、効果の出る量というものがあり、量が多すぎると副作用が現れます。例えば便秘薬は、腸内で硬くなった便を軟らかくして排便しやすくしますが、必要以上に飲むと軟らかくなりすぎて下痢《げり》してしまいます。効果の出る量と副作用の現れる量の間には開きがあるので、加減して使えばまず問題はありません。

ところが抗がん剤は、効果の出る量と副作用の出る量がほぼ同じ、あるいは少量でも副作用が出て、それに耐えなければ効果が得られないといった困った性質の薬です。まるで「肉を切らせて骨を断つ」ということわざのごとく、自分自身も相当の傷に耐えながら、内なる敵を倒す薬なのです。

そのために今日では、副作用をあの手この手で緩和して患者さんが耐えられるように工夫し、その間にがん細胞をやっつけているのが現状です。

ただ抗がん剤は全ての細胞に影響しているわけではありません。全身の細胞の中でも「細胞分裂の早い細胞」に対して働きます。これはがん細胞が正常細胞より細胞分裂が早いためであり、それをターゲットにして薬が開発されているからです。

細胞分裂の早い細胞とは、毛根、口腔内や胃腸などの粘膜、骨髄、免疫細胞などが該当します。こうした細胞がダメージを受けるので悪心《おしん》、嘔吐《おうと》、脱毛、口内炎、白血球・血小板減少、肝機能・腎機能障害といった副作用が現れるわけです。

副作用を抑えて治療効果を高める

抗がん剤の副作用には吐き気や脱毛、口内炎、食欲不振、下痢や便秘、手足のしびれなど、はっきりした自覚症状のあるものもあれば、白血球減少、骨髄抑制などのようにあまり自覚はないものの命にかかわるものもあります。どちらも深刻であり、できるだけ症状を抑える対策を講じなければなりません。

〈つらい自覚症状のあるもの〉

吐き気

例えば、抗がん剤の代表的な副作用に吐き気、嘔吐があります。吐き気自体も大変苦しい上、吐いてしまうと脱水になる可能性もあります。食欲もなくなり、無理に食べても吐いてしまうので栄養補給ができなくなります。

こうした症状を抑えるために制吐剤があります。薬によって、また人によっても効き目が異なりますが、吐き気や嘔吐をかなり抑えることに成功しています。制吐剤が充分効かない場合は点滴などで水分や栄養を補給します。

下痢・便秘

抗がん剤が腸の粘膜や神経を傷つけることで起こる下痢や便秘に対しては整腸剤、下痢止めなどが処方されます。

口内炎

口腔の粘膜の細胞がダメージを受けて起こる口内炎も大変つらいものです、味のあるものは全てしみて、食事中は痛みとの闘いになります。食事が困難な場合は痛み止め、炎症止めの薬を処方されます。

脱毛

毛根の細胞が抗がん剤で傷害されて毛が抜けます。髪の毛だけでなく体毛も抜けます。この症状は特に女性にとってつらいものですが、治療後には再び生えてくるので期間は限られています。その間は医療用ウィッグや帽子を利用して乗り切ります。

残念ながらウィッグは保険適用になっていませんが、自治体によって補助金がでる場合があるので、できれば利用するとよいでしょう。

〈自覚症状はないが重篤なもの〉

骨髄抑制

抗がん剤によって血液細胞を作り出す骨髄が傷害されると、白血球、赤血球、血小板などの血液細胞が減少してしまいます。

白血球など免疫にかかわる血液細胞が減少すると免疫力が低下し、ふだんはまず負けない細菌やウィルスに感染しやすくなります。ふだんならただの風邪で終わるような感染症が肺炎になるなど、命にかかわることもあるので充分な対策が必要です。

感染予防のためには抗ウィルス薬や抗生物質などが処方されます。インフルエンザワクチンなども推奨されます。

以上は抗がん剤治療に備えて対策がとれるものです。しかし中には倦怠感《けんたいかん》や頭重感、手足のしびれなど、確実には対処できない副作用もあります。そうした症状には充分な休養や気分転換をはかるなどの工夫をして治療を乗り越えます。

例えばマッサージや鍼灸などの理学療法も、様々な体調不良に有効な場合があります。こうした東洋医学的アプローチは今日世界的に評価が高まっています。自分に合っている理学療法をみつけておくのもよいでしょう。

心理カウンセリングやアロマテラピー、サプリメントや食事療法、運動療法など副作用のみならず治療を補助する方法は多種多様です。本書でくわしく説明するタキサスも、エビデンスがしっかりしていて快復への一助となるでしょう。こうしたものを利用することで、治療をよりスムーズに進めることができます。

〝夢の薬〟分子標的薬の現実

抗がん剤の中では新しいタイプで、がん細胞に特有のタンパク質や遺伝子を狙い撃ちする薬として開発されました。「分子標的」という名前が示す通り、ターゲットを絞り込んで正確にとらえるため、従来の抗がん剤のように正常な細胞を傷つけない、副作用がきわめて少ない薬というふれこみでした。

しかし実際使ってみると、様々な副作用が発生することがわかり、理屈どおりにはいかないことがわかってきました。副作用は薬によって大きく異なり、従来の抗がん剤とは違った症状が発生します。例えば間質性肺炎や高血圧、心疾患、ショック性のアレルギー反応など皮膚疾患など。中でも間質性肺炎や心不全は命に関わる重篤な副作用です。

従ってこれまで以上に慎重に、経過を充分観察しながらの治療が必要になっています。

それぞれの副作用には個別な対応が必要であり、休薬して症状を抑え、皮膚疾患にはステロイド剤、高血圧には降圧剤などが使われます。

ただ従来にないメリットとして、治療前に患者さんのがんの組織を使って、薬の効果のあるなしが判定できるという特長があります。効果が期待できる人とできない人がわかるので、効かない人にははじめから投与しなくて済み、時間や費用が無駄になりません。この特長はこれまでなかったものです。

連用すると薬物耐性がんに変身

分子標的薬がよく効く人もいます。開発時のふれこみ通りほとんど副作用もなく、がんが縮小してふだんの生活をとりもどせる人もいます。

ただし分子標的薬を連用していると、次第に薬が効かなくなり、がんが再び大きくなってくることがあります。特に肺がんにおいては、薬が効き始めて半年から数年で、ほとんどの患者さんに同じ薬が効かなくなるようです。

これは分子標的薬に限った現象ではありませんが、がん細胞は免疫細胞や薬の攻撃をかわすために自ら細胞表面のたんぱく質を変えて、薬剤耐性を持つがん細胞に変身するのです。

同じがんに複数の分子標的薬がある場合、1つが効かなくなったら別の薬に変えたり、従来の抗がん剤と併用したりと、使い方のバリエーションを広げることで効果を継続させる試みが続いています。

放射線治療

放射線は自然界にも存在し、放射性物質は発がんの因子でもあります。それは放射線が細胞内に届き遺伝子を切断する力があるためです。そこでこの力を応用し、人工的な放射線をがんに照射することでがん細胞の遺伝子を切断し、がんの増殖を抑え、進行を防ぐ治療が行われています。

放射線治療ができるがんは限られているようなイメージがありますが、今日ではほとんど全てのがんに対して行われています。特に有効とされているのは、喉頭《こうとう》がん、咽頭《いんとう》がんなどの頭頸部《とうけいぶ》がん、食道がん、乳がん、前立腺がん、子宮頸がん、肺がんなどです。

放射線治療だけでがんを完全に消滅させられる場合もありますし、抗がん剤などと併用する場合もあります。また手術の前にがんを小さくしたり、手術後の再発予防、あるいは骨に転移した場合の疼痛《とうつう》緩和など様々な目的で行われています。

この治療の最大のメリットは、手術のように体を傷つけることなく治療できることです。臓器を温存でき、機能も治療前と変わらない状態にしておけます。

費用は保険適用のものが基本になりますが、莫大な開発費や機器の導入のため、自由診療のものもあります。先進医療の範囲の放射線治療の費用は数百万円と言われています。

副作用は軽微　早期と晩期がある

副作用が発生するのは治療を行った期間に起きる早期のものと、治療後半年から数年たって起こる晩期のものがあります。

早期の副作用は例えば、照射した箇所の皮膚炎などの炎症です。軽い吐き気や倦怠感などの全身反応もあります。晩期の副作用としては、可能性は低いものの二次性のがん、つまり放射線の影響によるがんの発生があります。

二次性のがんは可能性としてはきわめて低いとされていますが、ゼロではありません。また放射線そのものの危険性は言わずもがなです。放射線はがんの病巣に向けて照射されますが、病巣周辺の組織にも当たってしまいます。そのリスクをできるだけ減らすために、同じ臓器に照射できる放射線の量が決められています。そのためどうしても同じ部位のがんに放射線治療は1回しかできない、ということになっています。

免疫療法新時代

免疫療法が日本に登場した1980年代は、自身の免疫力を高めてがんをやっつけるという方法が革新的であるとして注目されました。厚生労働省の先進医療にも認定され、ほとんど副作用のない画期的な方法だとして「第4のがん治療」と呼ばれていたものです。

ただその効果は当初の注目度に比して今一つであるとして、評価が低かったのも事実です。

しかし今日、免疫チェックポイント阻害剤オプジーボの登場で、再び免疫療法は注目されています。

今日、免疫療法というのは1つのカテゴリーであり、色々な治療法が含まれています。自身の免疫細胞を培養して再び体に戻す免疫細胞療法、免疫細胞を活性化するサイトカイン療法、免疫賦活剤など、技術面でも多彩です。

様々な方法がありますが、がんによって弱った免疫システムを強化してがん細胞を排除しようとする治療法という点では共通しています。

免疫チェックポイント阻害剤　オプジーボ

今日最も注目され、医療現場でも使用されている治療薬が免疫チェックポイント阻害剤、薬剤名ニボルマブ、商品名オプジーボです。

この薬は、がん細胞によって働きが弱ってしまった免疫細胞の一種、T細胞を再び活性化し、がん細胞への攻撃力を高めます。その働きについて簡単にご紹介してみます。

がんに対して働く免疫細胞の中に、主に攻撃を担うT細胞という白血球があります。

この細胞はがん細胞を発見するとすぐに接近し、攻撃を開始します。ところががん細胞は、がん細胞を攻撃するT細胞の働きにブレーキをかけることがわかってきました。

がん細胞はＰＤＬ１というアンテナのような手を伸ばし、T細胞にあるＰＤ１という受け皿（受容体）に結合し、T細胞が活性化して攻撃するのを阻止します。平たくいうと、やる気マンマンでT細胞がふみこんだアクセルの下に潜り込み、ブレーキをかけてしまうわけです。アクセルが固まってしまっては攻撃ができません。

そこでこのＰＤ１というT細胞の受容体をあらかじめ塞いでしまい、がん細胞のＰＤＬ１が結合するのを阻止しようとするのが免疫チェックポイント阻害剤です。ＰＤ１、ＰＤＬ１が「免疫チェックポイント」ということになります。

この治療法は、われわれの免疫システム、特にがん免疫の研究が進み、がん細胞とどんなバトルを繰り広げているかが解明されてきたことから開発されました。

オプジーボの副作用は免疫の暴走を許すこと

その作用のメカニズムを聞くと、オプジーボには何のリスクもないように感じます。「がんを攻撃する免疫細胞を活性化する」ことに何の心配があるのかと思います。ところが実際に使用してみると、根本的な問題が顕在化してしまいました。それはオプジーボがブレーキをはずしたT細胞は、がんを攻撃するだけではなかったからです。

がんを攻撃するT細胞、といってもそれは「がんだけ」を攻撃するわけではありません。敵とみなせば何に対しても攻撃します。敵と間違えて自分自身の組織を攻撃してしまうものもあります。そうしたT細胞のブレーキがはずれてしまったら、免疫の暴走が始まるのです。

関節リウマチなどの自己免疫疾患の素因を持った人にとって、オプジーボは非常に危険な薬です。

こうしたことからオプジーボの副作用は、自己免疫疾患が悪化した時の症状と重なります。間質性肺炎、重症筋無力症、大腸炎、下痢、I型糖尿病、重度の皮膚障害などがそれであり、重篤な症状も少なくありません。

かといってこうした副作用を抑えるために免疫抑制剤を使うとしたら、がんを攻撃するT細胞に再びブレーキがかかり、抗がん剤の意味がなくなってしまいます。

従ってオプジーボは自己免疫疾患の素因のある人には危険な薬だといえるでしょう。

副作用のない免疫療法への取り組み

とはいえ免疫チェックポイント阻害剤オプジーボは、これまで治療が難しかった悪性黒色腫や非小細胞肺がんなどにも有効であり、難治性がんの治療に対する新たな活路を開きました。そのため新たな免疫チェックポイント阻害剤の開発が進んでおり、既に同様の薬が数種類認可され、治療に使われ始めています。今後も認可され治療に使われる薬は増えていくでしょう。

免疫療法の理想としては、がん細胞を攻撃する免疫細胞だけを活性化し、それ以外には影響を及ぼさない薬や治療法です。しかし今のところ、こうした薬は登場していません。

抗がん剤もそうですが、よく効く薬は副作用も強い、いわゆる両刃の剣のような薬になってしまいます。そうした新薬を生かすために、今度は副作用を抑え込む薬を使う。その薬の副作用を抑えるためにまた別の薬、その副作用を抑えるためにまた…という具合に、使用される薬は異常な量になっていきます。

こうした薬が過剰に使われる事態はどこかで解消されてほしいし、改善策はないものかと思います。

補完代替療法に対する評価

がんの3大療法、加えて新薬の登場、免疫療法の新展開など、がん治療におけるニュースはたくさんあります。本章でも分子標的薬や免疫チェックポイント阻害剤など、がんの新しい治療法をご紹介してきました。こうした流れの中に、最近では補完代替療法も合流しつつあります。

がんの補完代替療法とは、西洋医学的ながん治療の弱点や欠点を補い（補完）、時には代わりとなる（代替）治療法です。

医学は確かに進歩しており、がんも以前に比べれば格段に治りやすくなってきました。

しかしがんは、再発、転移といった段階になると、急に難治性になります。研究すればするほど不気味で狡猾な性質が明らかになってきて、一筋縄どころか百筋縄でも制圧できない強敵に変容してしまいます。

これに立ち向かう医学治療は、進歩すればするほど複雑になってゆき、医療者の能力を超え（医療事故）、患者の心身にダメージ（新たな副作用）を与えてしまいます。

いかに医学が進歩してもがんが制圧できないのは、こうした進歩を追い求める医学のどこかに無理があるからではないでしょうか。がんの補完代替療法が浸透してきたのは、これまでのがん治療の限界を多くの人が感じているからにほかなりません。

また補完代替療法の評価が高くなってきたのは、患者さんのＱＯＬが重要視されるようになってきたからでもあります。

がん治療とは、何が何でもがん細胞を撲滅《ぼくめつ》することではありません。がんの患者さんのＱＯＬ、つまり生活の質を維持、向上させ、本人が納得し満足する治療を行うことです。そのためには、補完代替療法はとても有用な存在になってきたのです。

相乗効果を狙う集学的治療とは

今日がん治療は、外科治療（手術）、化学療法（抗がん剤）、放射線治療の３大療法を組み合わせて行う集学的治療です。それぞれのすぐれた働きを生かし、弱点を補い合い、相乗効果を狙って治療は進められます。

そこに補完代替療法も加わりつつあります。

がん治療によってダメージを受けた心身を癒すために、鍼灸やマッサージなどの理学療法は大変重宝されています。

既に述べたように、がん治療の副作用には、医学では対処しきれないものもたくさんあります。倦怠感や手足のしびれ、頭重感、様々な痛み。それらは薬ではなくマッサージなどで軽くできれば何よりです。理学療法は保険適用にもなっているので、患者さんも比較的自由に利用しているようです。

他にもカウンセリングや運動療法、食事療法、温泉療法など、心身を癒す治療は誰もが認める治療法です。

今日におけるがんの集学的治療とは、外科治療、化学療法、放射線治療の3大療法だけではなく、その周辺の補完代替療法を全て含めて成り立つ時代になってきました。

補完代替療法とサプリメント

2005年に、日本の医療現場におけるがん患者3100人の補完代替医療利用状況という調査結果が発表されました。それによるとがん患者さんの44・6%が何らかの補完代替医療を行っており、中でも9割以上の人が健康食品・サプリメントを使っている(使っていた)ことがわかりました。

この調査結果に、調査をした側は驚いており「半数近い患者さんがサプリメントを使っているのに、そのことを医療サイドは知らなかった、そのことに衝撃を受けた」という内容でした。

患者さんの立場になれば、がんという難しい病気になり、不安をかかえながら治療を受けているのです。がんの状態によっては希望の灯は小さく、現在の治療がうまくいくかどうかもわかりません。けれども家族や自分の人生のことを思うと「ここでは死ねない」「絶対生還するんだ」と生きる意思は強く、少しでも可能性があるものは何でもやってみたいと思うことでしょう。抗がん作用を持つとされるサプリメントがあれば、試したくなるのは当然です。

がん患者さんの半数がサプリメントを試しているというのもうなずけます。ところが医療者は、まさか患者さんがサプリメントを試しているとは考えていなかったとしたら、そちらの方が衝撃ではないでしょうか。

もし自分ががんになったら、しかも難治性のがんが進行した状態でみつかったら、医療者も、現在の医療だけに全てを託していられるとは思えません。

ここに患者と医療者の大きな違いがあります。医療者ががん患者になった時、ひょっとしたら一般の患者以上に、サプリメントを試してみたいと感じるのではないでしょうか。医療者はその専門性から、3大療法の限界とその副作用のつらさを、痛いほどわかっているわけですから。

けれどもこうしたサプリメント使用の実態がわかってよかったと思います。最近では医療サイドがサプリメントに注目し、それらの研究と科学的根拠を注目し始めたからです。

サプリメントの中には、すでにたくさんの研究が行われ、医学論文をいくつも発表しているものがあります。そうした医学治療の弱点を補ってあまりあるものが存在するからです。

本書でご紹介するタキサスはまさにそうしたサプリメントです。

がんに効くサプリメントを選ぶには

タキサスがどのような物質であるかは第3章、第5章で詳しくご紹介します。ここではまず、がんに効くサプリメントをどうやってさがすか提案してみます。

ご存じのように、世の中には膨大な種類のサプリメントがあふれています。ビタミン、ミネラル、漢方素材、乳酸菌、酵素などは単一のサプリメントではなく、既にジャンルといっていいでしょう。

サプリメントの出自を調べると、漢方や東洋医学由来のもの、あるいはもう少し泥臭く世界各地の民間療法に由来するもの、アーユルベーダやホメオパシーなど特定地域の伝統医学由来のものもあります。

物質別で見ると植物や動物、鉱物由来のものがあります。あるいは微生物、発酵食品など、数え上げればきりがありません。その中から、本当に効果があるものを選ぶのは至難の業です。

ただ言えることは、今日、サプリメントにも科学的根拠が求められるようになってきました。特にがんに対する効果を期待する以上、医学、科学の専門家が研究を重ね、その証拠を公開していることは必須条件です。科学的根拠については後述します。

また飲用しても問題がないかどうかという、安全性は確保されなければなりません。今日、食品の安全性試験をクリアしていないものは論外です。日本には食品の安全性を試験する団体がたくさんあります。そうしたところで毒性、抗原性、突然変異性、皮膚刺激、溶血性などについて検査し、その証拠が提示されていなければなりません。

科学的根拠に基づくサプリメントを選ぶ

それでは科学的根拠とはどのようなものなのでしょう。

一般に科学的根拠という場合、まず具体的な研究が行われていることが必要です。実験の場合、はじめは試験管内で培養した細胞などを使った実験が行われます。ついでラットやマウス等を使った動物実験、次にヒトを対象とした臨床試験になります。「試験管内」→「動物実験」→「ヒト対象の臨床試験」の順番で信頼性は高くなります。

次に、こうした実験などの研究が論文となり、専門的な学術雑誌で発表されているかどうかです。これは重要なポイントです。

論文を専門的な学術誌に投稿し、掲載されてはじめて科学的根拠があるとみなされます。学術誌では、その分野の専門家が論文を読み、実験内容を評価し、価値が認められたものが掲載されます。この作業を査読と言います。

専門誌に掲載された論文は、多くの研究者の目に触れ、引用、参照されます。こうした繰り返しによって、その論文はさらに検証され続けます。

数年前に、日本の女性研究者の論文がイギリスの科学雑誌ネイチャーに掲載され、その後、様々な不正やミスが指摘されて掲載が撤回された事件がありました。事件の真相は未だ藪《やぶ》の中ですが、こうした雑誌に掲載されること自体が世界的な評価を意味することを、広く世間に知らしめました。

多くの科学雑誌に掲載されたタキサス

本書でご紹介するタキサスは、これまで試験管内の細胞実験や動物実験、そしてヒト対象の臨床試験を繰り返し、研究結果は多くの学会で発表されてきました。また研究論文は、世界的に権威ある学術誌に多数掲載されてきました。

科学的根拠という点では、他に例のないほどの証拠を積み重ねています。詳細は第3章でくわしくご紹介します。

またその次の第4章では、これまでタキサスを使用したがん患者さんの症例をご紹介します。多くの患者さんがタキサスによって治療効果が上がり、寛解《かんかい》に至っておられるようです。

タキサスの特徴は大きく3点に集約されます。それは正常細胞には影響を及ぼさずがん細胞だけを攻撃する選択的抗がん作用、がん細胞を自然死に導くアポトーシス誘導作用、そして免疫細胞マクロファージのがん細胞に対する活性を高める免疫賦活《ふかつ》作用の3点です。

いずれも今日のがん治療をいささかも邪魔することなく、その弱点を補い、効果を高めています。科学的根拠においても強力であり、理想的なサプリメントだといえそうです。

がんは集学的治療から統合医療の時代へ

繰り返しますが、今日のがん治療は3大治療を中心とする集学的治療だけでなく、その周辺の補完代替療法を含めることで成立しています。おそらくほとんどの人が、3大療法だけでがんを克服することはできないと考えているのではないでしょうか。

こうした流れで今日検討されているのが「統合医療」という概念です。集学的治療に新たな免疫療法、漢方、カウンセリング、運動療法、食事療法、温泉療法、サプリメントなどの補完代替療法をふくめ、患者さんのQOLを最優先に治療するのが「統合医療」です。

もしそうしたがん治療が実現すれば、漢方やサプリメントに精通した医師が患者にふさわしいものを推薦し、理学療法士や鍼灸師がマッサージやリハビリ訓練を行い、栄養士や食事療法の専門家が何をどう食べればいいかを教え、心理療法士が患者の悩みを聞き、どうすれば前向きに治療に取り組めるかを共に考える。そんな医療現場になるかもしれません。

今日、そうした統合医療のきざしはそこここに見られます。できればがん治療を行う病院の全てで、補完代替療法の相談にのり、サプリメントを評価してくれることが理想です。

それまでは、がん患者さんが自らの判断で治療を取捨選択し、自分に最も適した補完代替療法を組み合わせて、自分自身の統合療法を行っていくことになるでしょう。

第3章

がんに働きかける3つの作用

タキサスの抗がん作用を検証する

自然界にある抗がん作用を持つ素材は、常に世界中の医学研究者たちの注目の的です。中でも漢方素材は数千年の歴史を持ち、医薬品として普及しているものがたくさんあります。その中でタキサスは、中国雲南省に生息する希少な樹木から採取されます。この素材の持つ抗がん作用は、これまで多くの研究機関で検証されてきました。

タキサスの持つ抗がん作用は大きく分けて3つあります。それは正常細胞には影響を及ぼさずがん細胞だけを攻撃する選択的抗がん作用、がん細胞を自然死に導くアポトーシス誘導作用、そして免疫細胞マクロファージを活性化させる免疫賦活作用の3つです。

本章ではこの3つの特徴的な抗がん作用について、これまでの研究からご紹介してみましょう。

タキサスの抗がん作用① 選択的抗がん作用

２００2年、金沢医科大学では、タキサスの選択的抗がん作用を検討するため、「がん細胞、及び正常細胞に対する増殖作用」の実験を行い、それぞれの細胞のＩＣ50を比較しました（図2）。

ＩＣ50とは「１００ある細胞の増殖を50％抑制するために、エキス量がどれだけ必要か」を示す数値です。当然ですが、数値が小さいほど抑制作用が大きいことを意味します。

その結果、子宮頸がん、大腸がん、脳腫瘍、卵巣がん、肺がん、白血病、肝臓がんなどに対し、タキサスはかなり強い増殖抑制効果を示し、直接的な抗がん作用があることが証明されました。

子宮頸がんを例に見てみましょう。この場合のＩＣ50価は０・０２３㎍／㎖ですが、これはタキサスエキスを０・０２３㎍／㎖加えれば、がん細胞の増殖が半分に抑えられることを示しています。

図2　タキサスは細胞の増殖を抑制する

タキサスのがん細胞及び正常細胞の増殖抑制実験（IC_{50}値）	
がん細胞	IC_{50}（μg／ml）
子宮頸がん	0.0230
大腸がん	0.0300
脳腫瘍	0.0515
卵巣がん	0.0575
肺がん	0.0660
白血病	0.1725
肝臓がん	1.0910
正常線維芽細胞	増殖抑制なし
正常肺細胞	増殖抑制なし

一方、正常な線維芽細胞と肺細胞の分裂増殖は、通常通り、正常に行われていました。つまりタキサスは、正常細胞には全く影響を与えず、がん細胞だけの分裂増殖を妨げていることが証明されたのです。

がん細胞だけを攻撃し、正常細胞には全く影響を与えないことから、タキサスの「選択的抗がん作用」が科学的に実証されました。

これがタキサスの抗がん作用の第1の特徴で、副作用のない抗がん作用を考える上で大変重要なことなのです。

タキサスの抗がん作用② アポトーシス誘導作用

アポトーシスは理想的ながん細胞の消滅方法

タキサスの抗がん作用の第2の特徴は、「がん細胞をアポトーシスに誘導」し、死滅させることです。

第1章でも述べたように、細胞の死にはアポトーシス（自然死）とネクローシス（壊死）があります。

アポトーシスとは、その細胞に本来定められている寿命をまっとうした死、プログラムされている死です。一方、ネクローシスは、アクシデントで突然訪れる死です。ケガで傷つくなどして細胞壁が崩壊し、細胞の中身が飛び出します。

がん細胞でいえば、抗がん剤で死滅する場合はネクローシスによる死です。死というプログラムが壊れているがん細胞は、無限の増殖の途中、抗がん剤によって破壊されて死滅します。がん細胞の中身が飛び出し、それに反応した免疫細胞が集まり、炎症反応が起こります。

一方、タキサスによって死滅するがん細胞は、こうはなりません。がん細胞の細胞壁は壊れることなく、細胞が凝縮し、細かく割れ、静かに死んでいきます（死んだ細胞はマクロファージなどが食べて処理する）。周囲に何の影響も残さず消えていきます。この現象は回復したアポトーシスです。

なぜタキサスはがん細胞をアポトーシスに導くことができるのでしょう。このメカニズムも既に検証により明らかになっています（図3）。

がん細胞の構造を見ると、細胞膜の内側の細胞骨格を形成する微小管（繊維状のタンパク質）というものが鳥かごのように支えています。タキサスはこの微小管に結合してバラバラに分解してしまいます。そうなるとがん細胞は、それ以上もう細胞分裂することができなくなってしまうのです。

細胞には分裂、増殖を繰り返す細胞周期というものがあります（図4）。細胞周期（Cell Cycle）とは細胞が増えるとき、細胞分裂が生じ、細胞分裂で生じた細胞（娘細胞）が再び細胞分裂を行う細胞（母細胞）となって新しい娘細胞を生み出す過程のことで

図３　タキサスががん細胞の分裂を停止させる仕組み

①複製された染色体を微小管が引っ張る

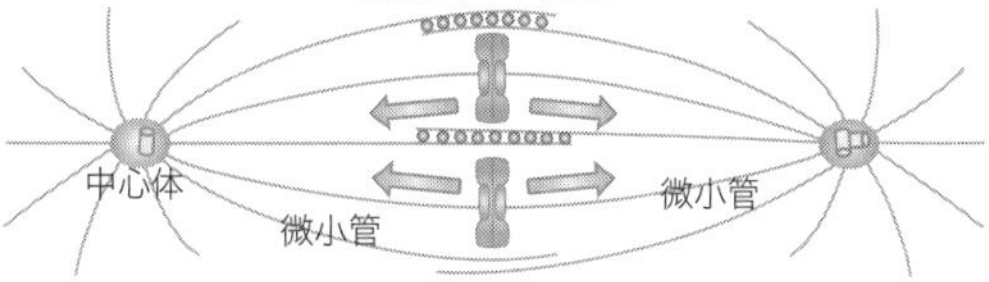

②タキサスが微小管に結合して細胞分裂を止める

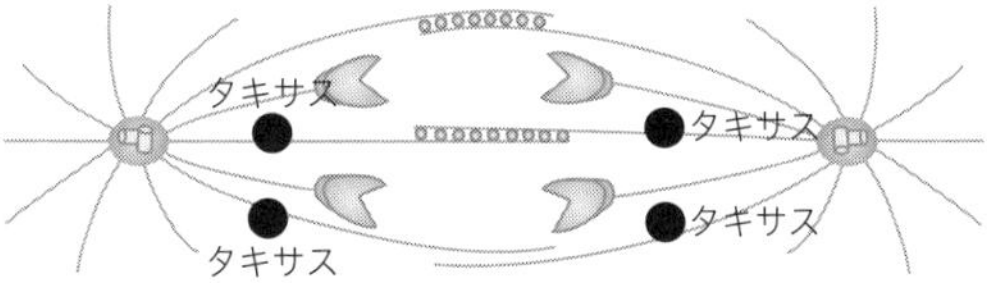

③微小管がバラバラになったがん細胞

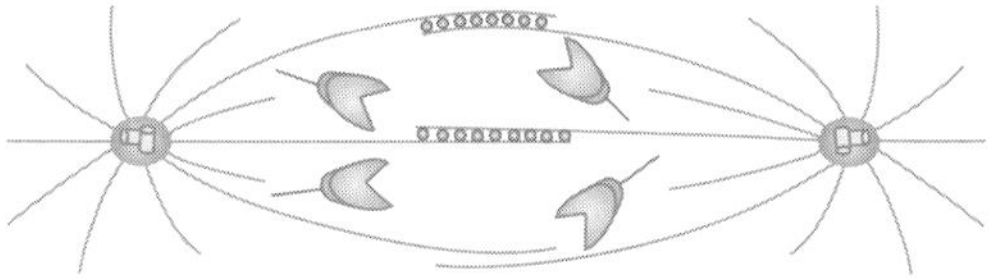

図４　細胞の４つの期間

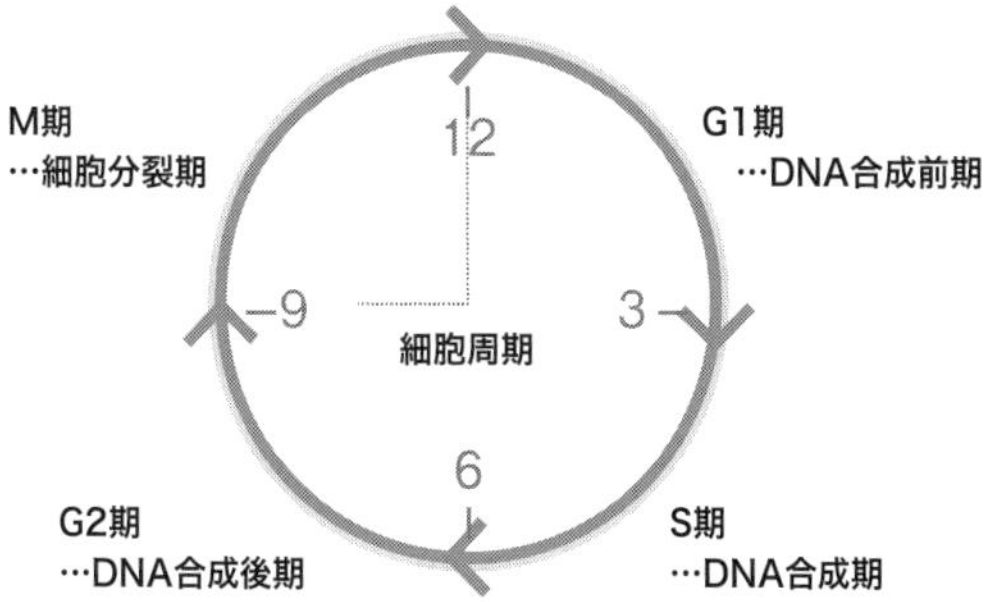

図5　タキサスによるがん細胞のアポトーシス誘導

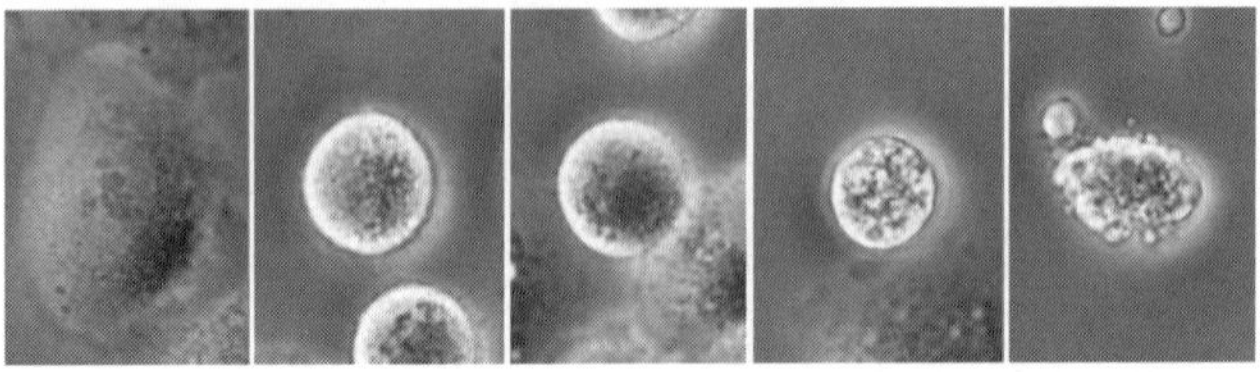

金沢医科大学 平井圭一教授による電子顕微鏡での動画撮影
第41回日本癌治療学会（2003年）の発表資料による

す。細胞はG1期、S期、G2期、M期という過程を経て増殖します。

G1期はDNA合成準備期とも呼ばれG1チェックポイントなどの機構によって細胞分裂を進行するかを判断し、S期ではDNAの複製が行われます。G2期では細胞が分裂するための準備が行われ、M期で細胞が分裂を開始します。

これを時計の針で考えると、0時からスタートしG1期、S期、G2期、M期と順に1周し、再び0から始まり同じサイクルを繰り返して細胞は増殖していきます。

タキサスが微小管をバラバラにすると、このサイクルはM期で止まってしまい、これ以上細胞は増えることができません（図5）。がん細胞の無限の増殖はこうして止まり、細胞周期も終焉《しゅうえん》を迎えてアポトーシスをむかえるのです。

こうして自然死した細胞は、マクロファージなどに処理されるので、炎症反応は伴わず、周りの正常細胞に影響を与えません。まさに理想的ながん細胞の消滅方法だといえるでしょう。

自然界には抗がん作用が期待される素材はたくさんありますが、がん細胞をアポトーシスに誘導する過程を科学的に証明しているものは、タキサスの他には見当たりません。

世界初、がん細胞死滅の瞬間の動画撮影に成功

金沢医科大学の平井圭一教授は、タキサスががん細胞をアポトーシスに誘導し、死滅させる瞬間の動画撮影に世界で初めて成功しました（図6）。

撮影に用いられたのは子宮頸がんの細胞です。

がん細胞は通常は無限に分裂・増殖していきます。細胞分裂期に入ると丸い球状となり、そこから分裂して1つのがん細胞が2つになります。1つが2つへ、2つが4つへ、4つが8つへと倍々ゲームで増えていきます。

図6　タキサスによってアポトーシスする子宮頸がん細胞

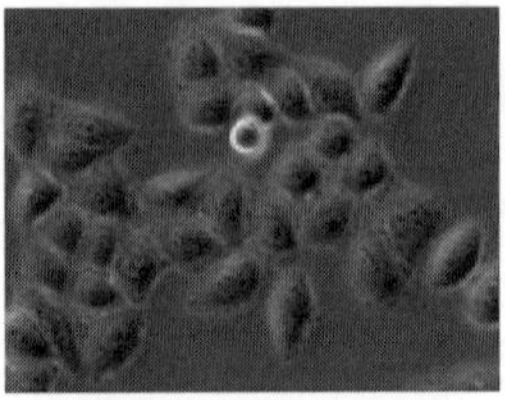

①2時間後、がん細胞は分裂期に入り丸い球形となるが分裂できない

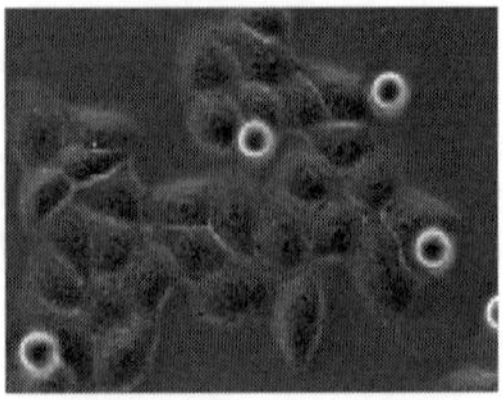

②分裂できなくなったがん細胞が5個に増えた

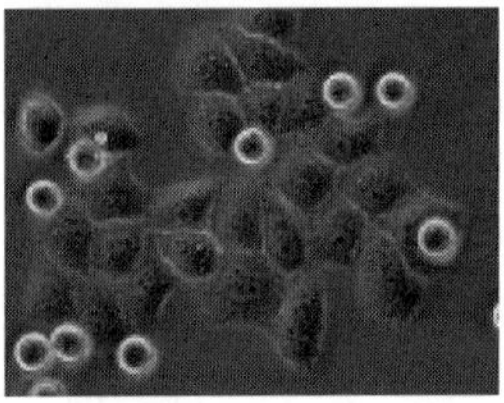

③分裂できなくなったがん細胞が11個に増えた

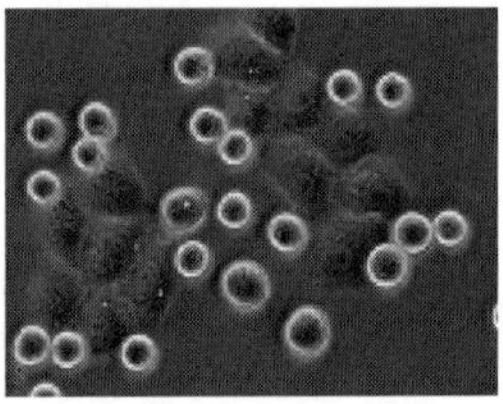

④分裂できなくなったがん細胞が23個に増えた

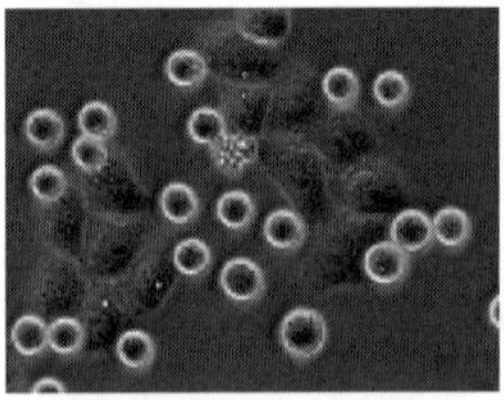

⑤15時間後、最初に分裂できなくなったがん細胞がアポトーシス

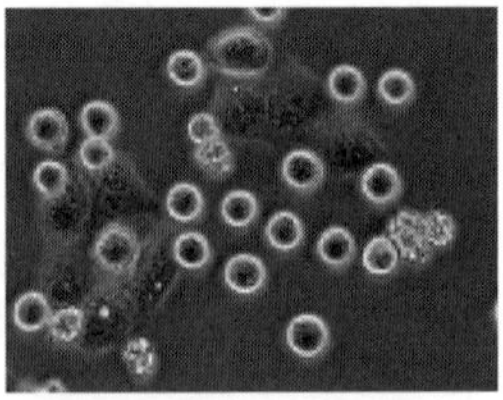

⑥分裂できなくなった順にアポトーシスが始まる

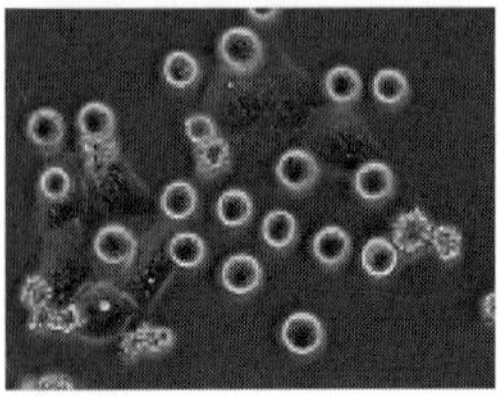

⑦次から次へとアポトーシスに陥るがん細胞

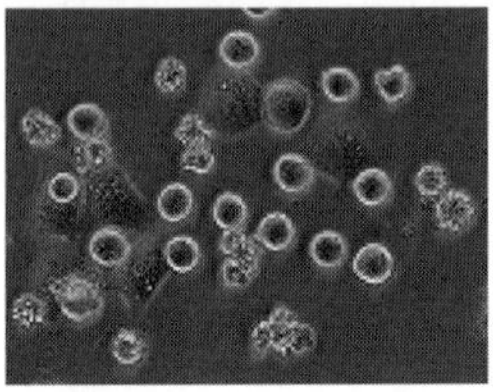

⑧ほぼ全部のがん細胞がアポトーシスに陥り死滅

（電子顕微鏡によるタイムラプス映像＝金沢医科大学·平井圭一教授撮影）

そうした状態のがん細胞にタキサスのエキス(7μg/mℓ)を加えると、通常は無限に分裂していくのですが、2時間後、がん細胞は分裂・増殖を止め球状になったままです。球状になって分裂できない状態で15時間もがいた後、アポトーシスに陥り、死滅してしまいました。最初は1つ、続いて1つとがん細胞は次々と死滅し、やがてがん細胞はほぼ全て死滅し、分断化してしまいました。

この動画が第41回日本癌治療学会で発表されると、タキサスの存在は一気に注目を浴び、新聞の一面を飾るなどマスコミにも取り上げられました。

この動画はその後、4年に一度開催されるアジア太平洋国際電子顕微鏡学会(第8回)でも発表され、国際的に知られる存在になりました。タイトルは特別講演『神秘的な宮廷漢方薬によるがん細胞のアポトーシス誘導』です。

この国際学会には世界の36か国の医学者1200人が出席。日本からは常陸宮殿下、同妃殿下がご臨席されました。他にも森喜朗元総理大臣、文部科学省の政府関係者も多数出席されました。

このころからタキサスは抗がん作用を持つ医学素材として注目され、国際的な研究対象となったのです。

卵巣がん、肺がん、白血病などでもアポトーシスの動画撮影に成功

金沢医科大学では、子宮頸がんに続き卵巣がんでも、タキサスががん細胞をアポトーシスに導く瞬間の電子顕微鏡による動画撮影に成功しました（図7）。このことは卵巣がんに対してもタキサスが高い抗がん作用を発揮することを科学的に証明し、昨今増え続けている女性のがんに対してタキサスが有効であることを示しています。

卵巣がんの実験では、アメーバ状に平面的に広がっている卵巣がんの細胞に、タキサスのエキス（3μg／mℓ）を加えると、がん細胞は白く丸い球形になって細胞分裂期に入りました。しばらくそのままもがいた後、子宮頸がんと同様に、分裂できないままアポトーシスに陥り死滅しました。

同様に肺がんや白血病のがん細胞でも実験を行ったところ、がん細胞はタキサスのエキスを加えた後、やはりアポトーシスに陥り死滅する様子が観察・撮影されました。

図7 タキサスでアポートシスする卵巣がん、肺がん、白血病細胞

卵巣がん

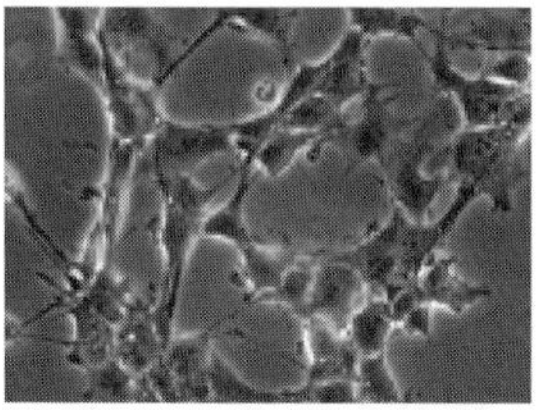

①卵巣がんにタキサスを加える

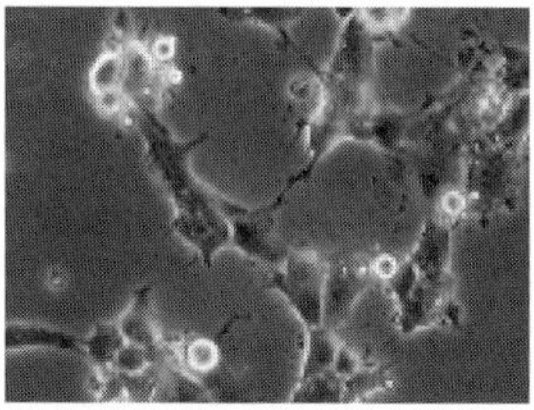

②分裂できなくなるがん細胞

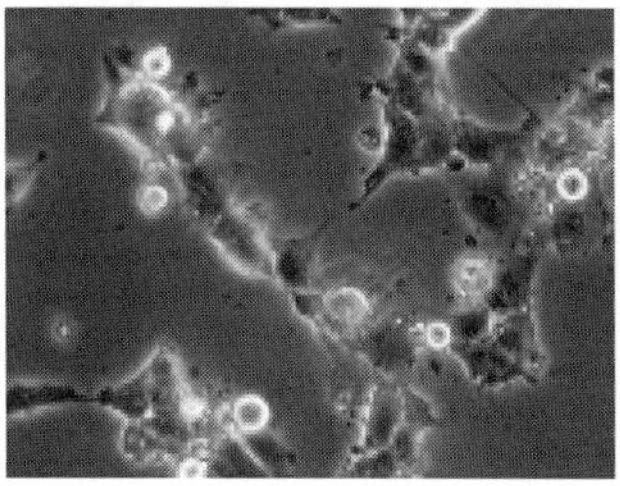

③ほぼ全部のがん細胞がアポトーシスに陥り死滅

肺がん

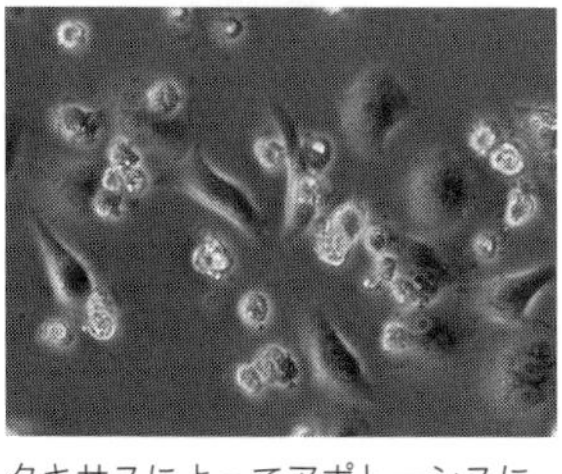

タキサスによってアポトーシスに陥り、死滅する肺がん細胞

白血病

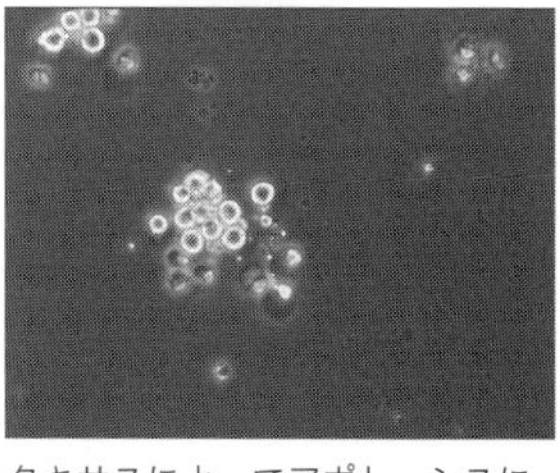

タキサスによってアポトーシスに陥り、死滅する白血病細胞

(電子顕微鏡によるタイムラプス映像＝金沢医科大学・平井圭一教授撮影)

タキサスの抗がん作用③

免疫賦活作用 ～マクロファージに生きたがん細胞を処理させる

タキサスによるＦａｓ抗原の発現

タキサスによるアポトーシスに陥ったがん細胞は、やがて断片化され死滅します。その後、バラバラになったがん細胞の死骸を、マクロファージという免疫細胞が捕食します。マクロファージは体内の掃除屋であり、何でも食べてしまう免疫細胞です。

マクロファージは抗原提示細胞であり、異物を捕食することで活性化し、異物の存在を他の免疫細胞に知らせる働きをしています。

マクロファージは貪食細胞、大食細胞などとも呼ばれ、体にとって異物であれば細菌でもウィルスでも細胞の死骸でも何でも食べてしまう性質を持っています。

ところがこの細胞は、死んだがん細胞は食べても生きたがん細胞は食べません。そ

図8 マクロファージが生きたがん細胞を捕食する瞬間

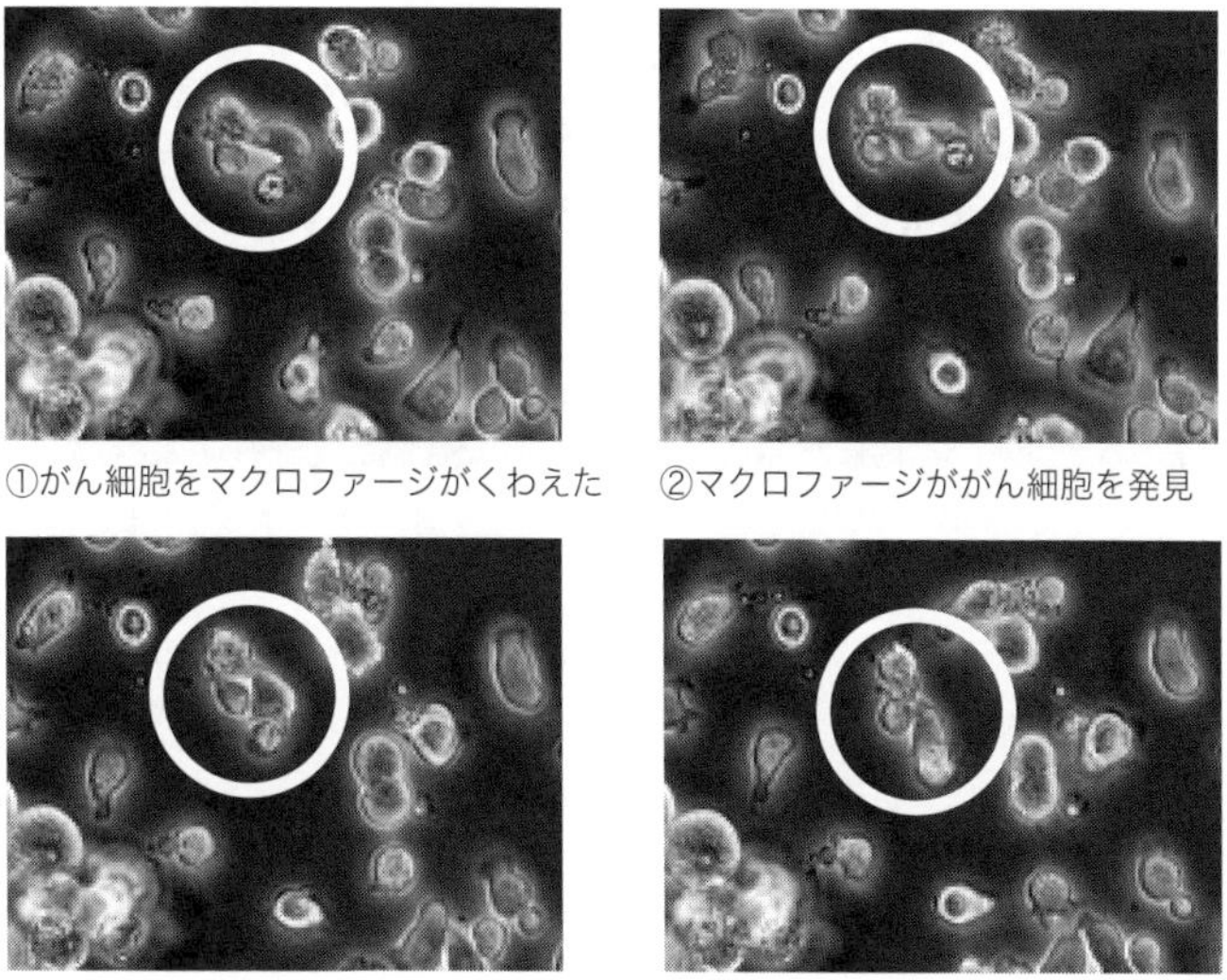

①がん細胞をマクロファージがくわえた

②マクロファージががん細胞を発見

③生きているがん細胞をマクロファージが呑み込む瞬間

④他のがん細胞を食べに行くマクロファージ

れは、がん細胞が細菌やウィルスのように外部から侵入してきた明らかな異物ではなく、もともとは体の一部である正常細胞だったからです。残念ながらマクロファージには、正常細胞とがん細胞の識別ができないのです。

しかし、がん細胞にタキサスのエキスを加えると、様子がガラリと変わります。マクロファージは死んだがん細胞だけでなく、生きたがん細胞も捕食するようになったのです(図8)。

これはタキサスによって、生き

ているがん細胞が特殊なタンパク質を発現するようになったためで、そのタンパク質が捕食すべき異物である目印になっているのです。

このタンパク質の目印を専門用語ではＦａｓ抗原といいます。Ｆａｓ抗原の発現は細胞の死を意味し、マクロファージにとって捕食対象の目印、つまり「これを食べて処理せよ」という指示でもあります。

またタキサスもがん細胞にアポトーシスを誘導するので、マクロファージの捕食と併せ攻撃力は倍加します（図9）。

タキサスが生きたがん細胞にＦａｓ抗原を発現させるという発見は、日本癌治療学会（第43回）で発表されました。

この現象はタキサスの持つ大変ユニークな免疫賦活作

図9　タキサスによるFas抗原の発現

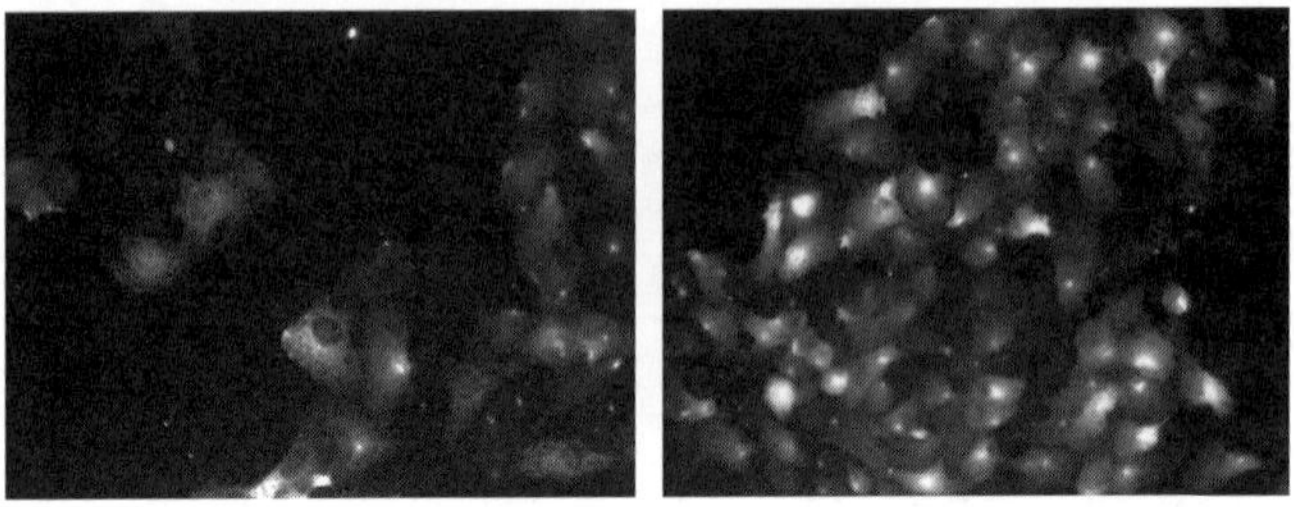

0時間、Fas陰性　　タキサス抽出物15μg/mL添加

用だということができるでしょう。

以上のようにタキサスには、

① 選択的抗がん作用
② アポトーシス誘導作用
③ 免疫賦活作用

という特徴的な3つの抗がん作用があることがわかりました。そしてそのいずれもが科学的に証明され、かつ動画で撮影されて権威ある学会で発表されています。

この3つの働きを、実際の現象にあてはめると次のようになります。

タキサスは、がん細胞の細胞骨格を形成する微小管に結合し、がん細胞の細胞周期を細胞分裂期で停止させ、分裂と増殖を止めます。分裂と増殖ができなくなったがん細胞は、細胞周期を離脱し、アポトーシスに誘導されて死滅します。

またタキサスは、マクロファージを活性化し、生きているがん細胞の捕食を可能にして免疫を活発にします。

こうしてタキサスは、抜群の抗がん作用を発揮しますが、がん細胞の周囲の正常な細胞は影響を受けません。

いかがでしょうか。タキサスの抗がん作用のメカニズムがおわかりいただけたと思います。

なぜタキサスには副作用がないのか

抗がん剤は、厚生労働省から認可されているものだけでも100以上あります。抗がん剤の種類は代謝拮抗《きっこう》剤、アルキル化剤、抗がん性抗生物質、植物由来抗がん剤などに大別されますが、いずれも副作用の問題を抱えています。第2章でご紹介した分子標的薬も免疫チェックポイント阻害剤も同様です。

後に詳しくご紹介しますが、本書でご紹介するタキサスは、千年一位という植物を材料にしています。抗がん剤としてよく知られているタキソールと同じ植物です。

タキソールは主に乳がんなどに使われ、20世紀最高の抗がん剤と呼ばれていました。原材料となる千年一位は非常に珍しい植物で、薬にする量を自然界から調達するのは難しかったため、長い時間をかけて化学的に合成した薬が誕生しました。

タキソールはよく効く抗がん剤として瞬《また》く間に普及しましたが、副作用はやはりあります。吐き気、脱毛、骨髄抑制など、第2章で取り上げたような副作用はほとんど発生するようです。

ところでタキソールの原材料といってもいいタキサスには、どうしてこうした副作用がないのでしょう。

タキサスには、リグナン類やジテルペンなど、30種類以上の天然の抗がん成分が含まれています。

西洋医学の薬は、1つの抗がん成分を抽出し、収れんし、さらに強力になるように化学合成して作ります。漢方はそうではなく、様々な成分がオーケストラのように組み合わさって、天然成分のハーモニーとでもいうべき効果を発揮します。

タキサスはまさに後者、様々な天然成分のオーケストラであり、それゆえに副作用のない抗がん作用が生まれていると考えられます。

最近の研究で、こうした漢方の考え方を裏付けるメカニズムもわかってきました。タキサスの抗がん成分は、がん細胞が増殖しない時には糖などと結合していますが、がん細胞が増殖しようとすると遊離型となり、がん細胞のみを攻撃することがわかってきたのです。

タキサス以外の素材でも、天然物そのものには副作用はないものの、その含有成分を化学合成すると副作用が現れる例があります。このような場合、今までは経験に基づく漢方的説明しかできませんでした。そのメカニズムの一部が科学的研究によって明らかになったのは、タキサスが初めてです。

タキサスには副作用がないばかりでなく、抗がん剤の副作用を軽減する効果があるという臨床現場からの報告も数多くあります。

臨床現場からの報告

兵庫県立尼崎総合医療センターの長瀬千秋内科部長（当時）が行った臨床報告によると、がん患者に対してタキサスは有効であることが確認されました。ここからご紹介する内容は、主治医の治療方針をもとに、がん患者がタキサスを摂取した臨床データです（図10）。

腎臓がんを再発し、肺に転移して5つの腫瘍ができた患者さん（50代・女性）に、タキサスを摂取してもらいました。その結果、摂取後4か月で2つの腫瘍が消失し、その後も減少傾向となりました。直腸がんで骨転移を起こした症例では、約7か月後に骨転移した腫

図10　タキサスを摂取すると……

タキサスの臨床観察症例				
年代・性別	病名	摂取量	期間	現状
①40歳代女性	乳がん	2倍量	6か月	再発を防止
②50歳代女性	腎臓がん 肺転移	2倍量	4か月	転移した5つの腫瘍が減少
③50歳代女性	肺がん	5倍量	6か月	多発性の腫瘍の進行が停止
④50歳代女性	直腸がん 骨転移	1倍量	7か月	骨転移した腫瘍が消失
⑤40歳代男性	肺がん	2倍量	6か月	手術不可能な症状の進行が停止

兵庫県立尼崎病院東洋医学科のデータより抜粋
いずれも主治医の治療方針をもとに、タキサスの補完医療例

瘍が消失した例もあります。乳がん手術の後でタキサスを摂取し、再発が防止できている患者さんもいます。

いずれの患者さんも抗がん剤の副作用が軽減され、免疫力を調べると免疫細胞であるＮＫ細胞の活性が上がっていました。

金沢医科大学では２００４年６月、タキサス研究部門というタキサスを専門に研究する部門が新設され、副作用のないタキサスの抗がん作用について研究されました。

今日、がん治療は、患者さんを副作用で苦しめるものではなくＱＯＬを重視するものに変わってきています。タキサスのような素材が果たす役割は、ますます大きくなっていくでしょう。

富山大学でも実証されたがん細胞の増殖抑制作用

漢方の生薬《しょうやく》では唯一、その成分から抗がん剤が開発されたことから、タキサスのがんへの有効性は容易に推察できます。

富山大学の研究を中心に、すでに原材料の千年一位（紅豆杉）の天然成分からは抗がん作用のある天然成分が多く発見されています。なかには世界で初めて発見された新規天然成分もあります。これらの成分には、がん細胞の増殖を抑える作用があることが既に証明されています。

富山大学の門田重利教授（当時）は、千年一位の成分を用いてがん細胞増殖抑制実験を行い、強い抗がん作用を確認しました。この実験結果は、日本薬学会第１２２年会で「紅豆杉由来新規天然物の単離・構造決定およびガン細胞増殖抑制活性」と題して発表されました。

権威ある学術誌に掲載されることの意味

さてここまでご紹介したタキサスの抗がん作用の研究は、世界の代表的な学術誌に掲載されています。米国の『Life Sciences』『Journal of Natural Products』、ドイツの『Planta Medica』、オランダの『Phytochemistry』『Phytomedicine』、日本の『Biological

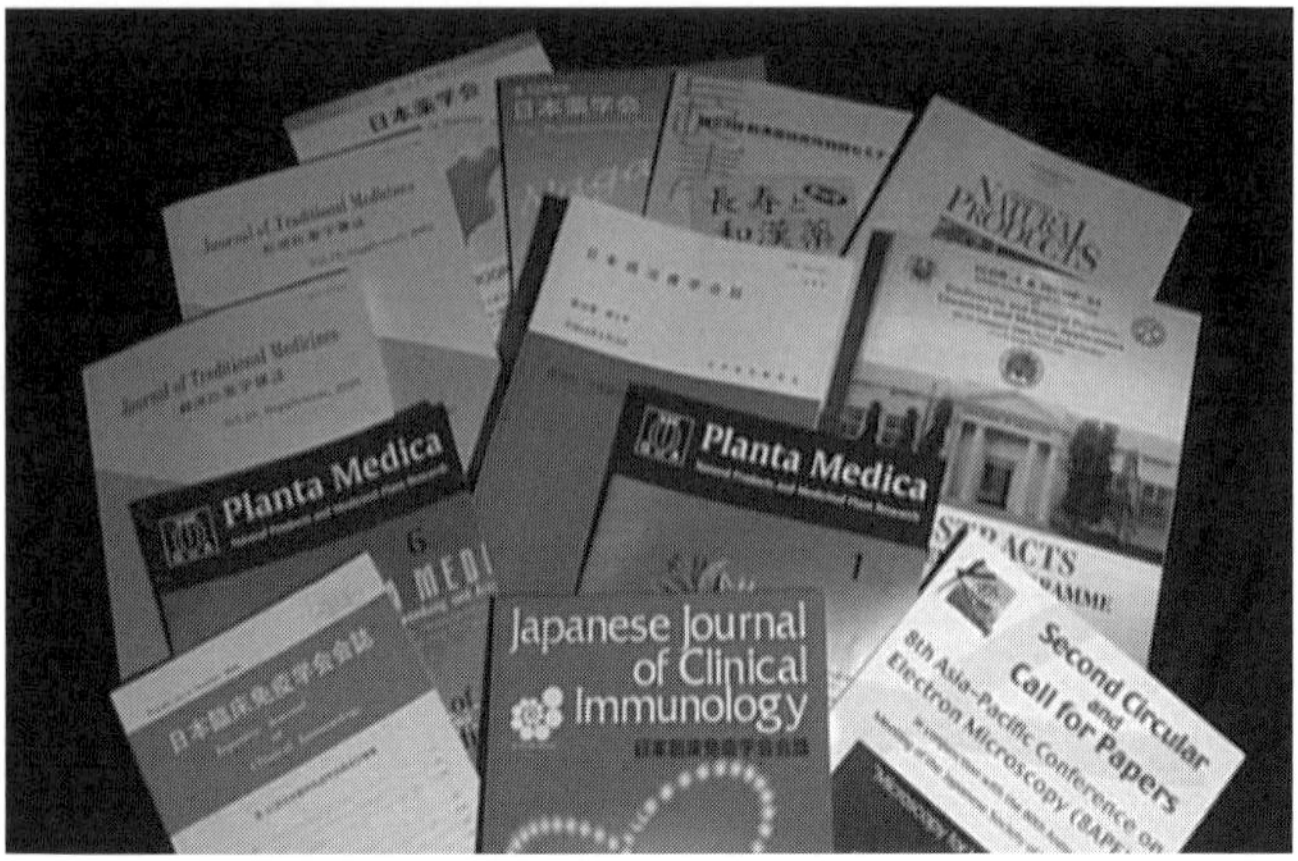

タキサスは世界の著名な医学・薬学の文献に掲載されている

& Pharmaceutical Bulletin』『Journal of Chromatography』などがそれです。

以上のような学術誌は、通常専門家以外の人の目にふれることはありません。しかしタキサスのような素材が医学研究の世界でどのような位置づけにあるかを知りたい場合、これらの権威ある学術誌に掲載された事実は、誰にとっても重要な判断材料になります。

こうした学術誌は、研究者の世界では非常に権威のある文献であり、誰もが自身の論文が掲載されることを望んでいます。またその掲載によって、研究内容が高く評価されたことを意味しているわけです。

今日、こうした学術誌や文献は「インパクトファクター」のある雑誌と呼ばれています。インパクトファクターとは、文献引用影響率と訳されており、その雑誌の論文がどのくらい読まれ引用されたかで、その雑誌の影響力をはかっているのです。

世界の大学のランキングといったニュースもあります。大学のランクを何ではかるかといえば、評判調査などとその大学の研究者の論文がどれだけ引用されたかです。先進的で優れた学説や論文が多ければ、それだけ興味を持つ人が増え、論文の引用数も多くなる、つまり影響力が大きいといえます。それがすなわちその大学の優秀さを表していると判断することができるわけです。

学術誌の権威、影響力、そしてランクも、大学と同様にインパクトファクターで判断することができるというわけです。

インパクトファクターのある雑誌に掲載されるということは、大変名誉なことです。しかし同時に厳しいことでもあります。その研究は世界中の研究者や専門家の目にさらされ、内容の真偽が問われることでもあるからです。

別項でも述べましたが、少しでも疑問を感じさせることがあれば、たちまちチェックが入り、異議が申し立てられ、議論が始まるでしょう。万一論文の誤りが証明されれば、世界的に大恥をかくことになります。

　これまでのところ、タキサスの研究に異議が申し立てられたことはありません。世界中の多くの研究者が、興味を持って研究成果を支持してくれているものと考えられます。

第4章

がんを克服した人たち

この章では、タキサスを摂取することで、がんの状態、あるいは体調が改善した方たちをご紹介します。

症例1

C型肝炎が進行して肝臓がんに。3か月で大幅に縮小

90代 女性

私は若いころに受けた手術が原因で、C型肝炎ウィルスに感染しました。それから長い年月をかけて、慢性肝炎から肝臓がんへと進行してしまいました。

もう少し、もう少しだけ生きていたい。そんな思いから色々な治療法を探しました。

探しているなかからタキサスを知り、その効果に期待を寄せました。２０１２年11月からタキサスの粒状のサプリを購入し、飲み始めました。

それから2か月が過ぎた頃でした。驚いたことにＡＦＰ（肝臓がんの治療効果の判定に使う）の数値が大幅に下がりました。さらに摂取開始３か月後には、がんそのものが消えたのです。

肝機能の数値ＧＯＴ、ＧＰＴも非常に良くなって、担当医の先生が言うには肝細胞の破壊が抑えられた結果だとのことです。

奇跡のように思えましたが、これはきちんとした科学的根拠があっての結果なのだと、主人と笑って話せていることに幸せを感じております。

タキサスに出会えたことに感謝です。

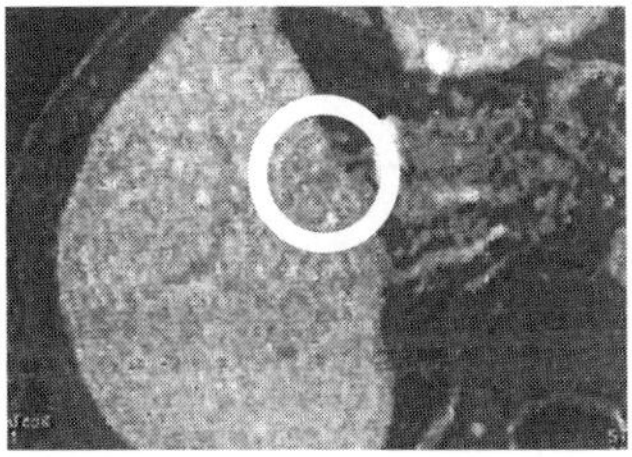

タキサス摂取前
…肝臓のがんが明らかに認められる

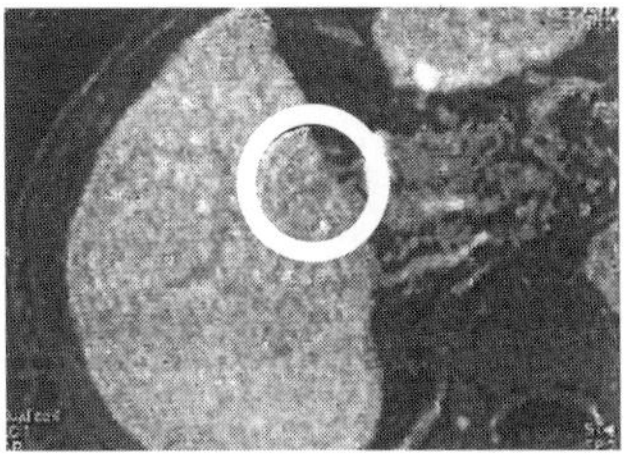

タキサス摂取３か月後
…がんが消え去って肝機能値も改善

先生からのひと言

現在C型肝炎の治療法は大幅な進歩を遂げています。しかしそれでも、がんにまで進行してしまう患者さんも多いのが現状です。

この症例ではタキサスを摂取後、３か月という短期間でがんが消失しています。腫瘍マーカーのＡＦＰも低下し、同時に肝機能の回復も確認することが出来ました。副作用の心配を全くしなくてよいタキサスは、この患者さんのように高齢の方の場合でも安心して摂取することができます。病院での通常治療の治癒効果を高める上でも活用する価値があるのではないでしょうか。

症例2

大腸がんから転移した肝臓がんが縮小し手術をまぬがれた

50歳 男性

それは突然のことでした。いつものようにトイレで用を足し、流すときに違和感を感じました。血便が出たのです。すぐに病院へ行き検査を受けた結果、大腸がんが判明しました。肝臓への多発転移もあるということで、目の前が真っ暗になりました。

まず腸の切除手術を受けまして、抗がん剤療法も併せて開始しました。妻が調べて買ってきてくれたタキサスも、抗がん剤療法とほぼ同じ時期に飲み始めました。妻に聞いたところ、幼馴染が同じ大腸がんになったことがあり、その時タキサスを飲んで良くなったという話でした。

抗がん剤療法がいったん終了した後、医師から肝臓の3分の2の切除手術を提案されました。しかし私はそれを断り、抗がん剤の服用とタキサスの摂取継続を選択したのです。

妻の幼馴染に会い、実際に話を聞き、これはいけるのでは?と思っての選択。これはある意味、大きな賭けでした。

タキサスの効果を信じ、タキサスを摂取してから8か月後、なんと肝臓がんが縮小

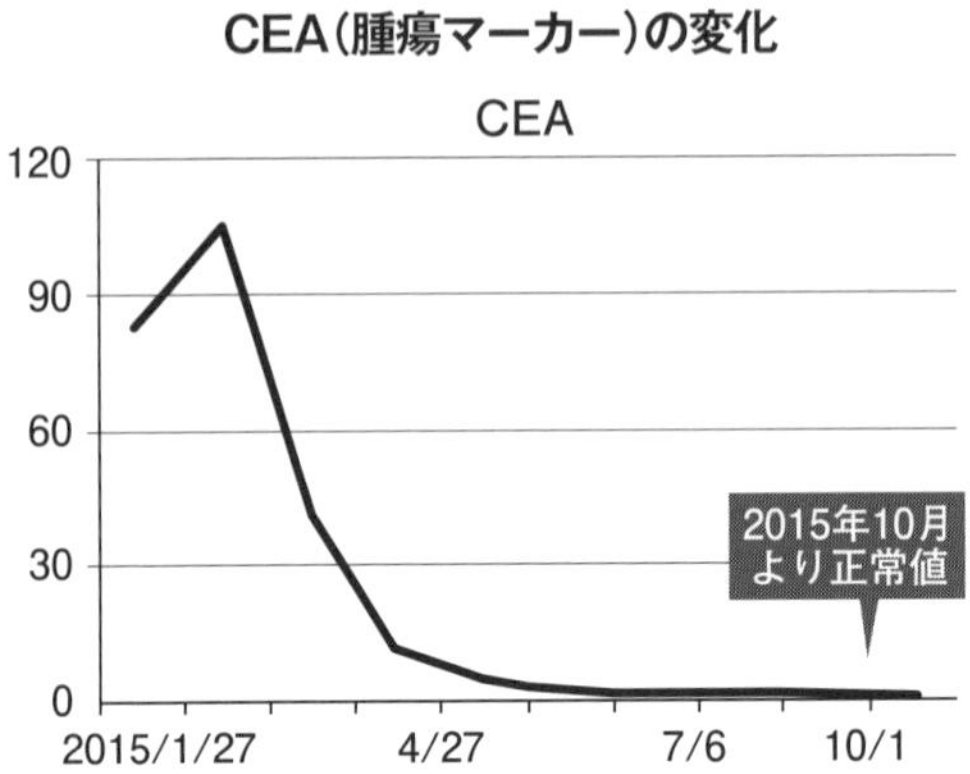

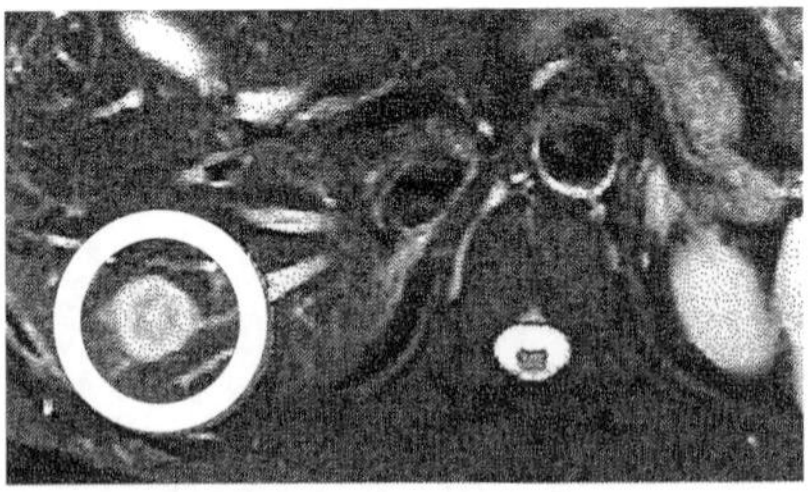

タキサス摂取開始時…肝臓のがんがはっきりと認められる。医師は手術を提案

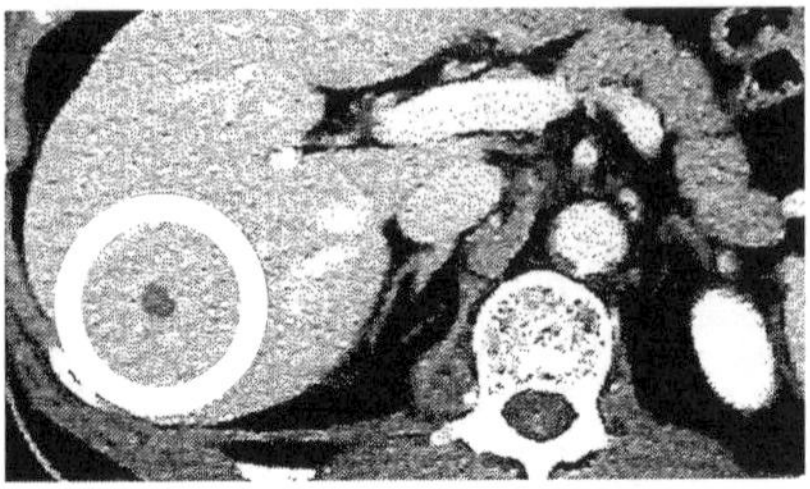

タキサス摂取8か月後…がんが徐々に縮小し、手術はまぬがれている状態

したのです。今は腫瘍マーカーの値も大きく低下し、がんが徐々に縮小しているため手術をまぬがれている状態です。

主治医の先生はこの結果に非常に驚いたようで、どのようなことをしているのかとあれこれ聞いてきました。もちろんその時はタキサスのことを少し自慢げに話しています。

先生からのひと言

ＣＥＡは肺がん、大腸がんなどで反応する腫瘍マーカーです。治療の効果や経過の判断に有効です。その数値が１０５まで一時は上がっていましたが、タキサスを摂取してからは徐々に低下し、摂取後８か月で正常値にまで下がっています（ＣＥＡの基準値は５・０以下）。

この症例の場合、タキサスを摂取後、がん細胞が自然死（アポトーシス）したことにより、がんが徐々に小さくなり、腫瘍マーカーのＣＥＡも低下したと考えられます。タキサスは抗がん剤の治療の効果を補完するうえで、大きな意味があったといえるでしょう。

症例3

前立腺がんの腫瘍マーカーが19・8から0・1へ。なんと1か月で下降

80代 男性

私は前立腺がんになってしまいました。高齢になってから発症しやすく、骨転移も危ぶまれるがんと言われ、とうとうお迎えがきたのかと覚悟を決めておりました。

しかし息子に勧められたこのタキサスを試してみたところ想像以上の結果が出て驚いております。タキサス摂取前に19・8あったPSAの数値が、タキサス摂取後1か月でなんと0・1まで減少したのです。

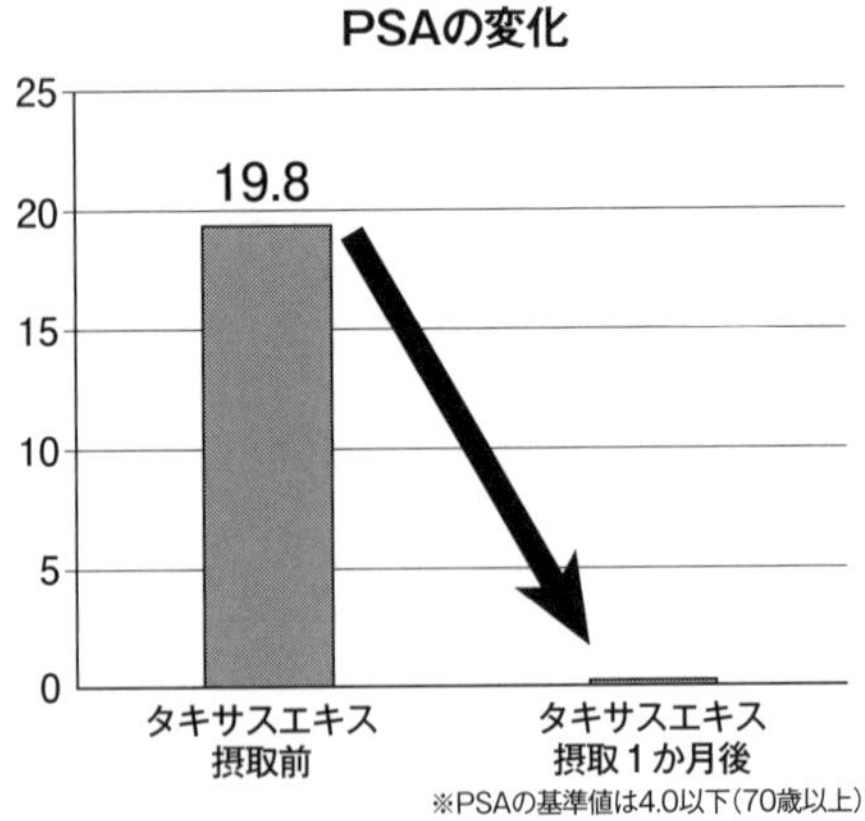

※PSAの基準値は4.0以下(70歳以上)

この結果をみて、主治医の先生と話をしたところ、予定していた手術が見送られることとなりました。年齢も年齢でしたので、これは非常にありがたかったです。

タキサスは今でも飲み続けております。そのおかげでＰＳＡは基準値未満をずっと維持しています。（70歳以上のＰＳＡ基準値は４・０以下）

こうして孫と遊ぶことができるのもタキサスと、無理にでもと勧めてくれた息子のおかげだと思っております。

運良く生き延びることができたこの残りの人生、精一杯謳歌《おうか》したいと思っております。

先生からのひと言

ＰＳＡは前立腺の細胞のがん化を反映する腫瘍マーカーです。この値が下がったということ、それはがんの進行を抑えた、免れたと評価できるということです。

タキサスの摂取後、１か月という短い期間でＰＳＡの改善がみられた例は他にも複数例確認できています。

症例4

抗がん剤を中止したが、なんと肺がんが半年で消失

70代 女性

２０１３年に肺がんが発覚し、すぐに入院し手術をうけました。結果うまくいったと思っておりましたが、ＣＥＡ（腫瘍マーカー）が上昇したと医師に言われ、抗がん剤療法を開始することとなりました。

しかし、副作用は本当にひどくつらいものでした。ひどい腹痛を伴う下痢は止まらず、吐き気やだるさ、精神的にも参ってしまい、やむなく抗がん剤療法を中止することになったのです。

その後、抗がん剤以外の治療法はないものかと、それこそ必死で探しました。そんな中、ある知人に

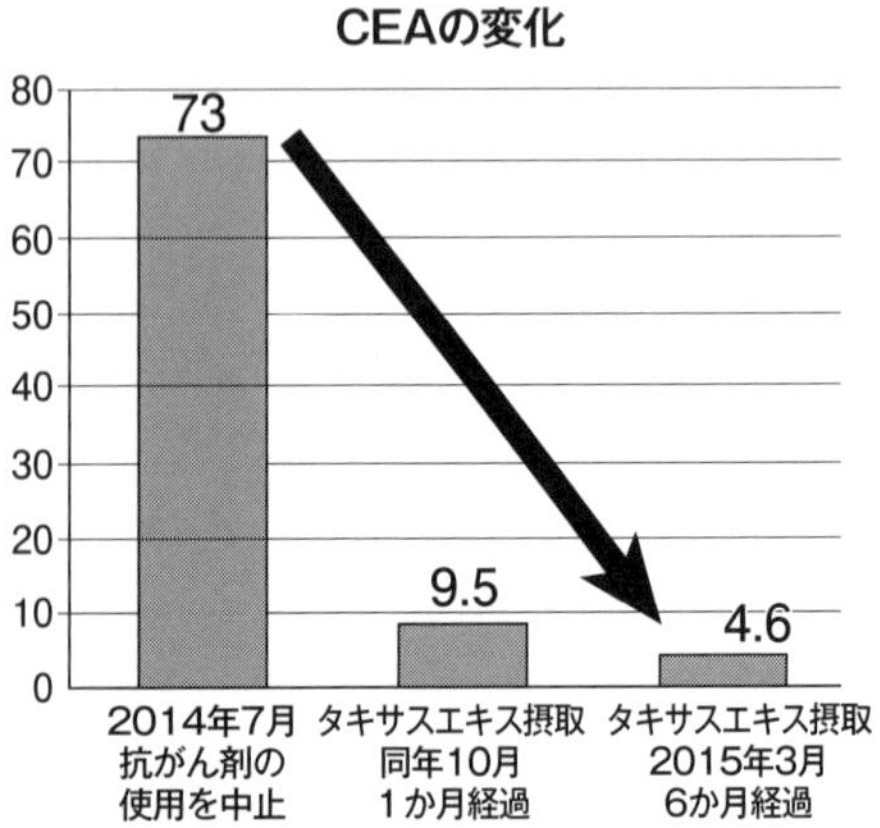

すすめられてタキサスと出会うことができたのです。

タキサスを摂取すると、73・0あったCEAが1か月後には9・5まで減少、かなりの手ごたえを感じた私は、さらに継続して飲み続けることを決めました。

そしてタキサスを摂取してから半年後の検査で、とうとうCEAが4・6に。基準値を下回ることができました。さらに驚くことにがん自体が消失したのです。

あの時、副作用のつらさが残る中で、あきらめずに必死に治療法を探した自分を心からほめてあげたいです。

今でも量こそ減らしましたが、予防のために毎日タキサスを飲んでおります。

先生からのひと言

抗がん剤の副作用を抑える処方は様々に工夫されています。それでもひどい体調不良にみまわれるケースも多々あります。タキサスの場合は体に負担が全くありません。

タキサスは、がんを自然死（アポトーシス）へ追いやることで標準治療の弱点を補うことができるのです。

症例5

難治性すい臓がんの腫瘍マーカーが4か月半で下がり体調回復へ

60代 女性

がんの告知を受けた時は正直な話、「私の人生はもう終わりだ」と思っていました。その頃2歳半の孫にランドセルを買ってあげるという小さな夢は、きっと叶わないだろうと。

私がなってしまったがんはすい臓がんでした。非常に生存率の低いがんということは、私も知っていました。

記憶に新しいところですと元横綱の千代の富士(九重親方)さんもこのがんで亡くなられていましたし、あんなに強い方でさえ負けてしまったすい臓がん。私が勝てるわけがないと、毎晩ひっそりと泣いておりました。

しかし、ただ黙って戦わずに負けるのは絶対に違う。少しでも抵抗し、孫の成長をほんの少しでも良いから長く見ていたい。その一心で手術を決意したのです。

そんな決意のもと、無事に手術は終了しました。しかし現実は残酷でした。更に転移が発覚したのです。転移にともなってＣＡ19‐９、ＣＥＡという２つの腫瘍マーカーが異常な高さの数値になっていました。

そして抗がん剤療法が始まりました。副作用のつらさは想像を上回っていました。心が折れかけたその時でした。娘がこのタキサスを探してきてくれたのです。そして、泣きながら「絶対にあきらめちゃダメ！」と叱《しか》ってくれたのです。それから娘と２人、病室でお互いに泣き笑いしながら「ありがとう」を言い合っていました。今でもはっきりと覚えています。その日は私の64歳の誕生日でした。

そして半信半疑でそのタキサスを飲み始めたところ、それ以降、腫瘍マーカーの数値が２つともみるみるうちに下がっていきました。そしてなんと副作用が軽くなったのです。

ＣＡ19‐９はタキサスを飲み始めた時の１２１６から、たったの４か月半で72にまで下がりました。ＣＥＡは37・０から７・０に下がりました。

抗がん剤療法と並行してタキサスを飲んだのが良かったのだと思います。相乗効果でがんを叩いたのだと私は思っています。

そしてあれほどひどかった抗がん剤の副作用が、タキサスを飲むと、不思議なことに解消されました。お陰さまで精神状態の悪化が防げたことも、非常に大きな効果だったと思います。

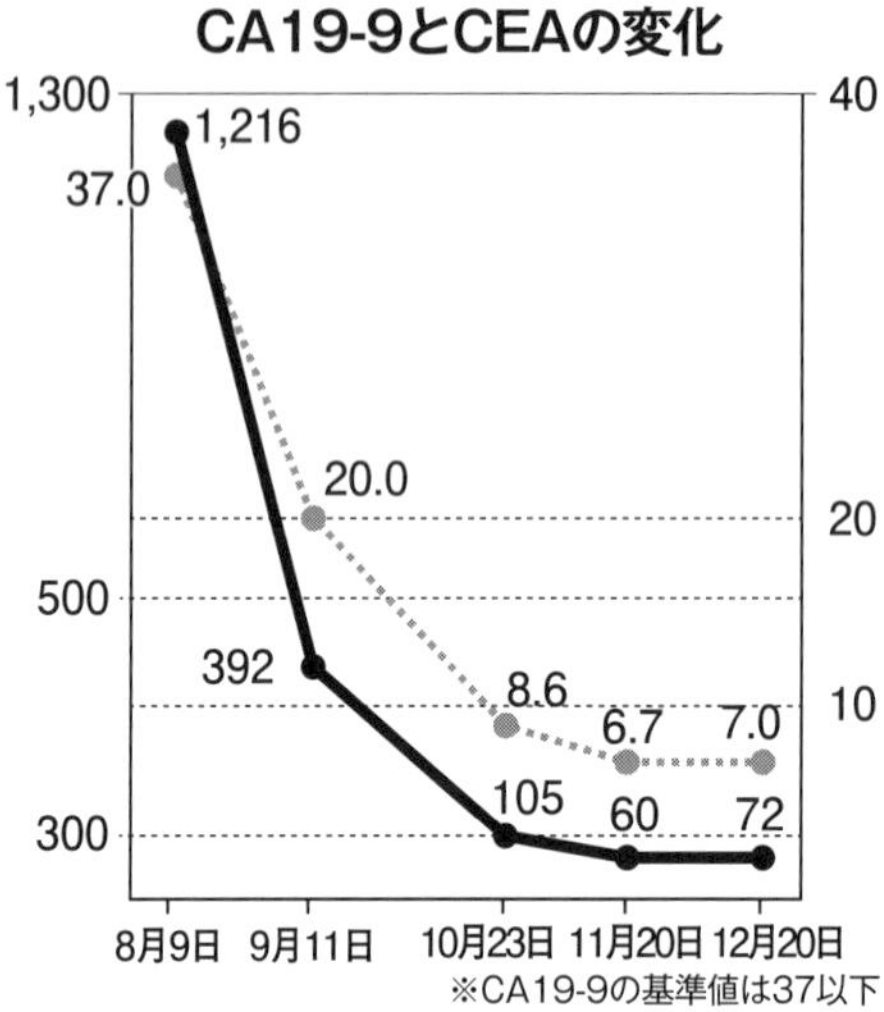

支えてくれた家族みんなのおかげで今日があります。一生懸命にタキサスを調べてくれた娘には頭が上がりません。

孫にランドセルを買ってあげるという夢は、きっと叶うと思います。いや、絶対に叶えてみせます。おばあちゃんはがんばります。タキサスの力を信じて本当に良かったです。

先生からのひと言

すい臓がんというのは早期発見が難しく、進行も早い。一般的な認識でも予後が非常に悪いがんとされております。

この患者さんは手術後、抗がん剤療法を受けました。しかしながら深刻な副作用に悩まされたのです。ところがタキサスを摂取してからというと、体調が明らかに回復し、腫瘍マーカーがみるみる下降しました。

すい臓がんの危険度を表すCA19-9（基準値37以下）が、1216から72まで大きく下降したのは著効といえるでしょう。

難治性であるすい臓がんではありますが、今後の克服に向けてタキサスが大きな可能性を示したといっても過言ではありません。

症例6

口内にできた悪性リンパ腫が2か月半で消失

80代　女性

なんだか口の奥のほうに違和感を感じてかかりつけの病院へ行ったところ、大学病院を紹介されました。この時点で少々嫌な予感はありました。精密検査の結果、口の奥に腫瘍ができておりました、悪性のリンパ腫だったそうです。主治医の先生には抗がん剤療法を勧められました。

お茶飲み友達で以前、肺がんになった方がいました。その時タキサスを飲んで治ったんだという話を思い出しました。

正直なところ、当時は70代、私もいい歳です。抗がん剤療法に耐えられる自信がありませんでしたし、ものは試しにとタキサスを飲んでみようと思いました。

すると1か月半程度でがんが縮小し始めて、なんとさらに1か月後には消えてなくなりました。

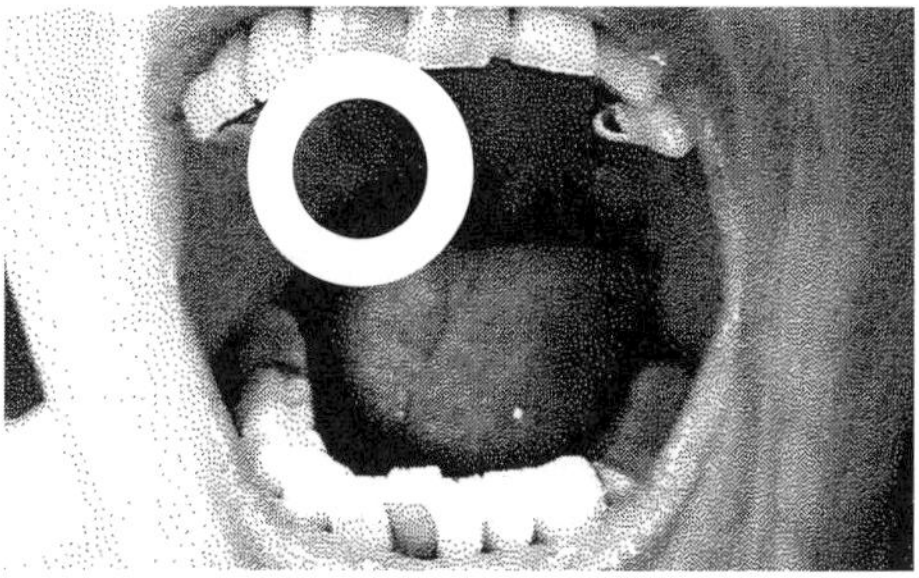

タキサス摂取前…右扁桃に悪性リンパ腫が認められる

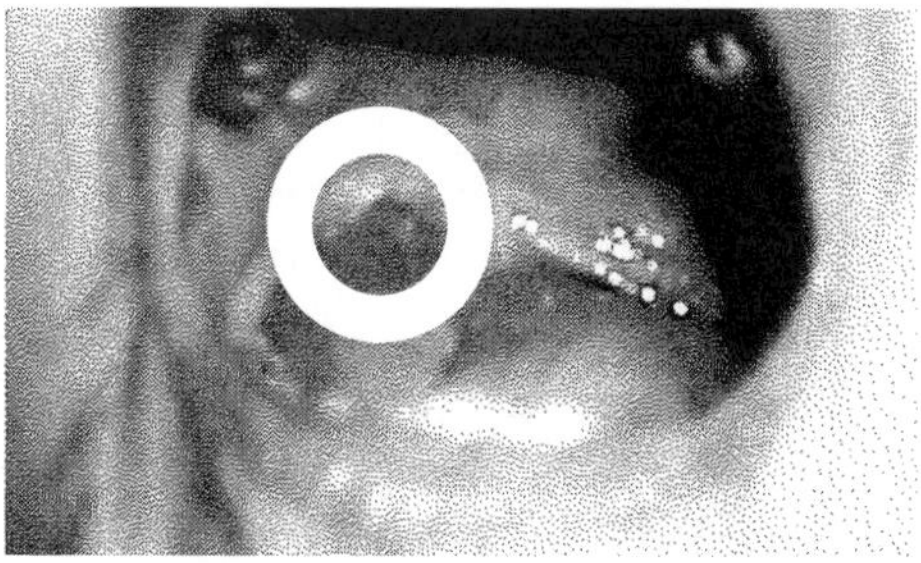

タキサス摂取1か月半後…悪性リンパ腫が縮小してきた

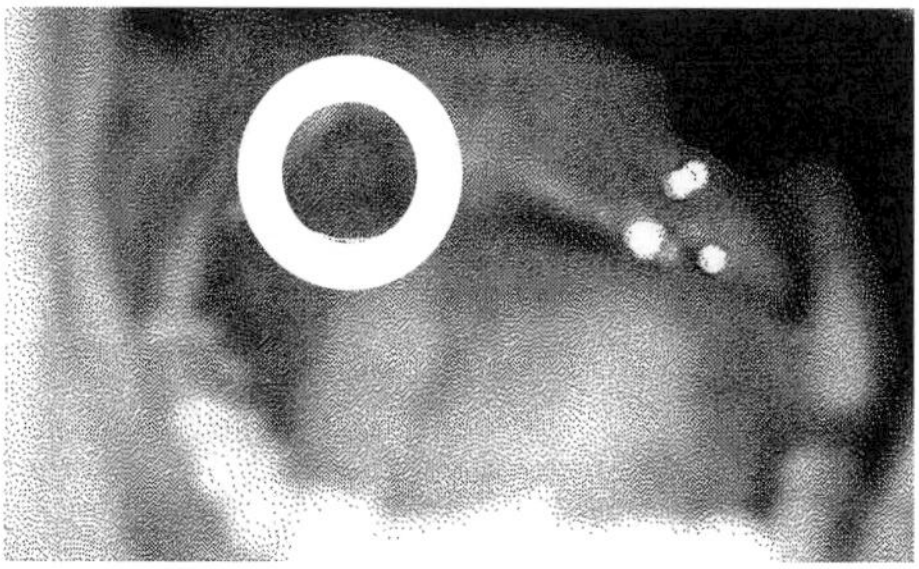

タキサス摂取2か月半後…縮小開始から1か月で悪性リンパ腫が消失

5年経過した今でも腫瘍は再発していません。今でもタキサスを、健康の為に飲んでおります。

お茶飲み友達も健在で、今でも仲良くさせてもらっています。がんの話題が出た時は、2人でそれこそ営業マンのようにタキサスをおすすめしております。

先生からのひと言

抗がん剤療法を開始する前に、タキサスを摂取して腫瘍が消失したという症例です。タキサスは正常細胞を傷つけません。そのため、副作用の心配が全くないのです。がんの標準治療を補完するタキサス。ですがこのような選択も今後有望視されていくでしょう。治療中も抗がん剤の副作用に悩まされずに日常生活を送ることができるのです。

症例7

抗がん剤治療を受けることなく卵巣がんが消失。数年が経過した今も再発なし

70代　女性

数年前の8月、右の卵巣にがんがあることがわかりました。医師は抗がん剤による治療を勧めましたが、私自身と家族の要望でそれは見送られ、タキサスのみを摂取して経過観察をすることにしました。

すると同年10月、卵巣がんが消えていることがわかり、さらに3か月後、6か月後の検査でもやはりがんは消えたまま

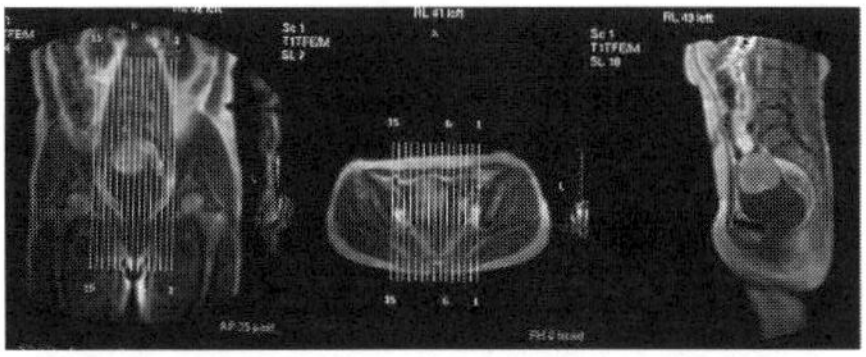

タキサス摂取前…8月に右の卵巣がんと診断。医師は抗がん剤療法を提案

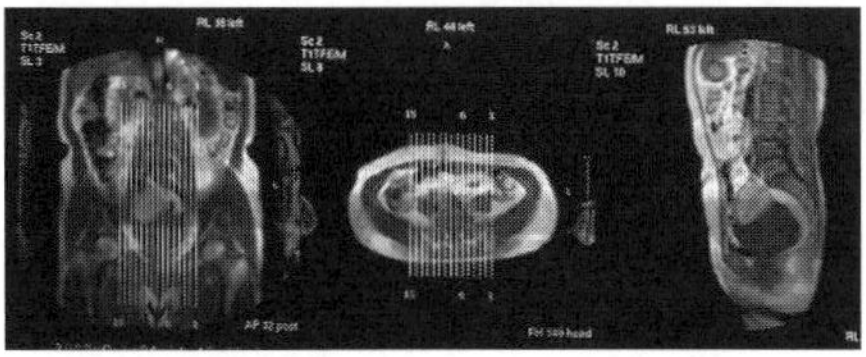

タキサス摂取2か月後…タキサスのみを摂取し、経過観察した結果、がんが徐々に縮小。手術はまぬがれている状態

でした。その後も再発の兆候はなく、予後も良好でした。
それから数年が過ぎた現在も体調に問題なく生活しています。

先生からのひと言

抗がん剤療法の前にタキサスを飲用し、がん消失に成功した例です。タキサスは、本来がんの標準治療を助ける補完的な価値を持つサプリメントです。これだけを摂取すればがんを駆逐できると明言できるものではありません。しかし実際には、この方のように、抗がん剤治療を回避できた患者さんもおられます。タキサスの摂取後、がん細胞が自然死に至ることは実験でも確認されており、自力での改善策に活用する意味は大いにありそうです。

症例8

治療の難しい胆管がん。緩和治療を経て畑仕事もできるまでに回復

広島県　70代 女性

病院で血液検査をしたところ、T-Bilの数値3・5、目の白目の部分に黄疸《おうだん》、全身のかゆみ等があり、急きょ入院しました。MRI・CT・造影検査により、下部胆管がんによる下部胆管狭窄《きょうさく》・閉塞性黄疸が出ており、管を通し胆汁を鼻から出す処置を受けました。

手術はがん部分も含めて5臓器を摘出する予定でしたが、がん部位が硬化していたため断念。胆管狭窄している部分にステントを入れ経過観察となりました。希望により抗がん剤を使用せず、緩和治療に決定しました。

この時点でタキサスのお世話になることを決めました。

退院後からすぐにタキサスを飲み始めて、1か月ごとの検診でCEAの数値が下が

りつつあります。

普通の日常の生活ができており、食事もおいしくいただき、家事もちゃんとでき、畑・田んぼ仕事にも精を出し、前以上に元気に毎日前向きに過ごしております。

近所の方も本当に入院していたの？と驚かれるぐらいの健康体に戻っています。

がんは切除できていませんが、タキサスのおかげでひょっとしたらがんも消失しつつあるのではと思い、毎日笑顔で楽しく過ごしております。

症例9

転移し抗がん剤を断念した肺がん。今はとても元気です。２０１５年１月、ＣＥＡ４・６。正常値でした

福井県 70代 女性

２０１３年10月肺がんの手術をして、抗がん剤治療を同年12月〜翌年３月までしま

した。同年6月に再発して、7月から抗がん剤治療を再開しました。

この時副作用の腸炎が重症化して、抗がん剤治療を中止しました。何かほかに飲むものがほしく、タキサスを1日18粒飲んでいます。

2014年7月、腫瘍マーカーCEAは73でした。9月CEA11・5、同10月CEA9・0、11月11・0。まだ正常値ではなかったです。

2015年1月、CEA4・6。正常値になりました。

体調も良く普通の生活をしています。主治医が2月は病院に来なくて良い、3月に来るよう予約してくれました。

私の状態に主治医は納得いかぬようです。タキサスのことは話してありますが、主治医の意見はありません。

症例10

乳がん手術から7年半。再発もなく薬の副作用もなかった

福岡県　40代　女性

子供がまだ小学生の頃、胸にしこりがあるのに気づき、これは絶対に悪いものだと思い、すぐ病院に行きました。やはり診断は乳がんでした。本当に目の前が真っ暗になりました。

その時の入院先の病室で知り合った人が毎日タキサスを飲んでいるので、成分や効能を詳しく説明してもらい、安全で飲みやすいものならと思い、試してみました。

まだ子供が小学生ということもあり、とにかく早く元気になりたい、元気になるためなら手術や抗がん剤の治療も受けようと前向きな気持ちになりましたが、抗がん剤の副作用のひどさを目のあたりにすると、またとても憂鬱な気持ちになりました。しかしこの副作用にもタキサスが大変効くと励まされ、治療する気持ちになりました。なのでタキサスは毎日飲み続けました。

そのおかげなのか手術後、先生もびっくりするくらい回復も早く、薬の副作用で肝臓が悪くなる人が多い中、そんなことも全くありませんでした。本当にびっくりするくらい順調にいきました。

とにかく3年間はまじめに飲み続けました。再発もなく手術から7年半。最近ではタキサスの量を減らしていましたが、今、花粉症がひどく、もう一度まじめに飲もうかと思います。

症例11

肺小細胞がんで摘出手術。再発もなく、医者から免疫バランスが非常に良いと言われました

兵庫県 60代 女性

肺小細胞がんで摘出手術をおこないました。手術後からタキサスを1日24粒飲み続

けました。その後の検査で影が見えたこともありましたが、今のところ再発はありません。リンパ球の数も増え、医者からも免疫バランスが非常に良いと言われました。

タキサスを飲み始めてから、便秘も解消しました。もともと35度と低かった体温が1か月ほどで36・5度前後になりました。

症例12

肺がん。本人もビックリするくらい咳と血痰が減少

福岡県　男性（妻談）

昨年、主人に肺がんが見つかり、入院治療が決まりました。主人にはからだの倦怠感、咳《せき》と血痰《けったん》、息苦しさなどがありました。

知人の紹介でタキサスを勧められ、入院前から飲んでもらうことにしました。入院日が決まり、治療をスタートする1か月前から飲用を開始。

するとこ本人もビックリするくらい咳と血痰が減少。治療がスタートしても、他の人に比べたら副作用がないに等しい程。病院側も首をかしげていました。腎・肝機能の数値も大丈夫です。

症例13 卵巣腫瘍。半年後のMRI検査で影は消えていました

神奈川県 70代 女性(娘談)

母(70代)が卵巣腫瘍とわかり手術を勧められましたが、手術はしたくないとの本人の希望で、手術をしなくてもよい方法を探し、タキサスを試してみることにしました。腫瘍の性質として男性ホルモン分泌が起こり、頭髪が薄くなり、口やあごのまわりのひげが濃くなっていました。また疲れやすく、家事と家事の間はすぐに横になるという状態が続いていました。

タキサスは1日48粒を飲み、半年後にはＭＲＩ検査で影が消えていました。1年後には1日30粒に、2年が経過した現在は18粒を飲んでいますが、先生も順調ですとおっしゃってくださっています。

腫瘍マーカーや男性ホルモンの値も、多少の上下を繰り返しながらも減少してきており、正常値の範囲に戻るのも近いのではと期待しています。

頭の毛も少しずつ生え、ひげもだいぶ薄くなってきています。疲れにくくなったと喜んでおり、買い物はもちろん、旅行に出かけるのを楽しみにしています。

手術だけが治療の手段ではないことを実感できて良かったと思っています。探せば必ず代替療法が見つかり、タキサスは中でも信頼できるものだと確信しました。

症例14

悪性リンパ腫。「もう再発はないでしょう」と医者に言われました

北海道 50代 女性

5年前に悪性リンパ腫になり、以前に友人からタキサスのことを聞いていましたので、病名を宣告されたその日に買い求めて飲み始めました。

病気がわかる前までは血圧が少し高い程度で、どこも悪くありませんでした。リンパ腫も自覚症状は全くありませんでした。

入院して抗がん剤を3クール、放射線を1か月おこないました。入院中も妹に毎日タキサスを届けてもらい、飲み続けました。

副作用で髪の毛は全部抜けましたが、治療中一度も食事がとれないようなこともなく、同じ治療を受けている病室の人と比べて、自分の元気さが不思議なくらいでした。

退院してからもタキサスを飲み続け、5年経って「もう再発はないでしょう」と医者

に言われてからは、少し量を減らしました。抗がん剤と放射線でずいぶん体を痛めつけましたが、この5年間、一度も風邪をひかず元気でいられたのはタキサスのお陰だと思っております。

症例15

タキサスのおかげで父の命が助かりました

大分県　75歳　男性

家内の父が白血病にかかり、抗がん剤で治療することになりました。病院の先生は、「合併症が出ても、それを乗り越えれば少しは生きられるだろう」ということでした。それを聞いてすぐにタキサスを取り寄せ、抗がん剤を投与する前から飲ませていました。

そうすると、抗がん剤を投与しだしても、副作用は全く出ず、しかも合併症もおこらずに3か月で完治しました。病院の先生は、大変不思議そうにされていました。

あれから3年経ちますが、義父は今でも薬も飲まずに元気で農作業をしております。

父は75歳です。

タキサスのおかげで父の命が助かりました。これからも病気の人に出会ったら、タキサスを教えてあげたいと思います。

症例16

前立腺がんが治療前に縮小？ きっと飲んでいたお陰だと思いました！

神奈川県 72歳 男性（娘談）

父は72歳のとき健康診断で前立腺がんと診断され、タキサスを飲み始めました。

検査の結果、初期でしたが、前立腺全体にがん細胞が見つかったので、悩んだ末に腹腔鏡手術をしたのですが、本人は全く自覚症状がありませんでした。でも手術前までタキサスを1日18粒飲んでいました。

タキサスを飲み始めて3か月程で手術をしました。術前に渡された説明書にリスクについて書かれてあったので、終わるまでドキドキでしたが、手術は無事に終わりました。先生が「出血も少なく、手術がすごくやりやすかった」と話された時、「きっとタキサスを飲んでいたお陰だ」と思いました。

（開腹すると）きれいな色だったので、先生が「思っていた程ひどくなかった」とビックリした様子だった時も「きっと少し消えていたんだ」と思い嬉しくなり、飲んでもらって良かったと思いました。

父が入院して、周りのがん患者の多さに驚きました。手術が成功した今、この人達にも紹介したいと思いました。

症例17

直腸がん手術。医師が「以前の数値は間違いだったのかな」と独り言を

長崎県 60代 男性

私はC型肝炎（腰椎《ようつい》分離症の手術の時に輸血したのが原因で感染）で、インターフェロンで完治できる状態ではないと言われました。

そのため2時間ばかり仕事をしたら、体を横にして疲れないようにしたり、病院から出された肝臓の薬を毎日服用したりしておりました。

タキサスはその年の1月から飲み始めました。1月下旬に血便が出たので検査した結果、直腸がんであることが判明したためです。

同年2月16日に手術しました。手術前の腫瘍マーカーは85・6でした。

手術後10日間はタキサスを飲用できなかったのですが、その後はずっと朝夕2回、先生には内緒で飲みました。1か月後の血液検査で「以前の数値は間違いだったのか

な」と先生は独り言を言われました。手術する前の腫瘍マーカーは85・6あったのが、12に下がっていたのです。

タキサスに出会えて良かったと感謝しています。できる限り飲み続けたいと思っています。

症例18

乳がんを抗がん剤で治療。半年後の今は数値も正常になり、痛みを感じません

愛知県 50代 女性

数年前の6月に乳がんになり、同時にリウマチも悪化したので、がんにもリウマチにも効果をあげているタキサス粒を1日18粒飲み始めました。手首の痛み・足首の腫

月日 / 検査項目	5/8	6/19	7/31	9/11	11/13	11/25
CRP	0.93	0.33	0.19	0.18	0.08	0.08
MMP-3	129.8	69.7	63.5	40.1	37.8	30.2
RF因子	140.6	139	137.9	106.2	95.8	69.9

タキサスの摂取がもたらした良い影響が、数値からはっきりと読み取れる

れ・左足膝の痛みや朝のこわばりが、1か月過ぎた頃から楽になり、半年後の今は数値も正常になり、今では痛みを感じることはありません。

乳がんの治療も抗がん剤とハーセプチン(分子標的薬)という大変な治療でしたが、本当に元気です。みんなが「以前より声にはりがあるね!」と言うくらいです。

症例19

乳がん治療後の再発。肺の腫瘍が消えて、肝臓にあった腫瘍が小さくなった

福島県 60代 女性

リウマチで免疫抑制剤を使用していましたが、2000年に乳がんの初期とわかり、手術をしました。術後は、抗がん剤の治療を4回受け、その後の5年間は半年毎にCT検査をしました。

その数年後に胆石の検査をした時に、腫瘍の疑いがあると言われ、2年後の12月に、頭骨の両側と肺（2㎜×5個）と肝臓（2㎝）に転移していることがわかりました。

抗がん剤に対する不安があったので、翌年1月からタキサスを飲み始めました。飲みだしてから5日後に食欲が出て、体調も良くなり、これは良いと感じました。

ラジウム温泉とタキサスを併用していました。

タキサスを飲み始めて2か月。私の体調がとても良かったからでしょうか、外科部

長がタキサスに興味を持ち、私からタキサスの資料を渡しました。
6月のCT検査の結果、肺の腫瘍が消えて、肝臓奥にあった2㎝の腫瘍が小さくなっていました。

症例20
タキサスで命をもらったような気がいたします

新潟県 60代 男性（家族談）

「出血性胃潰瘍《いかいよう》」で入院した折に胃がんが見つかりました。ただもともとかかっていた肝硬変がひどくて手術ができず、そうこうしているうちに胆石が動き始め、黄疸の判断基準である血中ビリルビンの数値が28（基準値は1・2）になり、首の静脈から血液交換を2回したのですが、数値が9より下がらず、「残念ながら回復は望めません」と言われ、退院しました。本人にはそんなことを知らせていませんが……。

そんな時、タキサスを知って飲んでもらったところ、ゆっくりではありますが血中ビリルビンの値が下がり始め（飲み始めてから、9↓4・8↓3・2↓2・4↓1・9）、今では普通の人と同じくらいの数値になりました。

病院ではタキソールを3～4週間に1度の割合で点滴を受けました。今では野球観戦に山菜採りにと、外に出るまでに回復しました。あとは手術ができるまで、気長に病気と闘っていきたいと思います。

タキサスで命をもらったような気がいたします。新潟のまだ知らない人々に教えてあげたいと本当に思いました。

症例21

乳がんが「なくなればいいなあ」と思っています

宮崎県 女性

乳がんと診断され、抗がん剤治療を受けています。少しでも小さくなったり、なくなったり、良い方向に向けばと思い、タキサスを購入して飲み始めました。

約1か月飲んでいます。先日のエコー検査では、「悪い所がここという位置がはっきりしない」「大きさもここにあったという残像はあるが、測定がはっきりしない」と言われたので、がん細胞は縮小して、わからないほどになったのだと思い、「なくなればいいなあ」と思っています。

タキサスは飲みやすいので続けやすいです。

症例22

進行期ⅢC期の子宮体がん。治療が順調で副作用が軽減。もっと早く飲んでいれば楽だった

愛媛県　74歳　女性（夫談）

74歳になる妻が、子宮体がんにて入院しました。進行期ⅢC期とのことです。手術困難のため治療は抗がん剤投与にて。パクリタキセル・カルボプラチンを週1回の投与で、1コース3回を6コースです。この治療は副作用が色々あり、大変でした。治療途中で注文していたタキサスが届き、入院中も飲んでもらいました。6コース終了後のPET・CT検査を受け、担当医より「がんが小さくなっている。当初言っていた子宮摘出手術は必要ないと思う」と言われました。化学療法にてがんをたたくこととなりました。

タキサスを飲み始めたのが抗がん剤6コース目（最終回）で、それから副作用が軽減されたので、もっと早く飲んでいれば楽だったのにと妻は言っています。

症例23

主治医は、今、生きているのが奇跡と言います

大阪府 60代 男性

去る4月4日、阪大で胆管がんの手術で肝臓の左部分を摘出しました。退院後、ジェムザールの投与は、白血球が2600以下になり中止になりました。

同年11月からTS-1を4クール受けました。病院では骨盤の周囲のCT検査を行いました。

翌年3月12日、両肺(2センチ)への転移がわかり、手術はできず、治療法もありません。胆管がんは4期です。

3月28日、タキサス粒を飲用開始(1日36粒)。

6月23日、肌のつやが良くなり光っている。髪の毛が黒くなってきた。主治医は、今、生きているのが奇跡と言います。

検査数値(タキサスの使用後)

CA19-9	316(退院時)	→	182(今年)
CEA	6(退院時) → 7	→	9(今年)

胆道や肝臓のまわりはきれいになっているそうです。白血球やリンパ球は低い状態が続いていますが、健康回復のためタキサスの飲用と一緒に、1日2万歩、歩くことを継続中です。

症例24

肺がんの抗がん剤治療の副作用軽減。今後多くの友人に体験談を紹介し助けたい

宮城県 70代 男性

ある時、呼吸困難になって病院に搬送され、診察の結果、肺に水が溜まり3ℓの水を抜きました。その後の検査で肺がんがあることが判明しました。

抗がん剤の治療を4回受けましたが、発熱・吐き気・下痢・背中のだるさ・食欲不

振で75kgあった体重が、5か月のうちに25kgも激減しました。

タキサスは妻の友人から紹介されました。最初は半信半疑でしたが、藁《わら》にもすがる気持ちで一度試してみようと思って取り寄せました。

7月12日よりタキサス粒を1日18粒飲み始め、8月5日より吐き気・下痢・髪の抜ける状態がおさまり、食欲もある程度回復して参りました。その後体重も3kg程増え、副作用が全くなくなりました。

タキサス粒をもっと早く飲み始めていれば、抗がん剤の副作用が減ったと思われるので、早く気がつけば良かったと思います。今後多くの友人に体験談を紹介し、助けたい。

症例25

副作用が軽く退院も早かった。舌の先にあたるがんの部分も小さくなりました

神奈川県　80代　女性

私は扁平上皮《へんぺい》がん（右上歯肉がん）と診断され、手術という選択もありましたが、化学療法点滴（1クール2週間程度の入院を3クール）を選びました。

タキサスを知ったのは第1回目の退院後でした。さっそく購入し、毎日18粒飲用。なんとなくがんの部分が小さくなったようです。

2クール目入院。吐き気はなく、食欲不振・口内炎の副作用がありましたが、2週間の入院予定も血液検査の結果、10日間で退院。退院後の食欲不振も前回より回復が早く、喜んでおります。舌の先にあたるがんの部分もさらに小さくなりました。

症例26
前立腺がん。PSAが下がったので治療は保留に

茨城県 70代 男性

私は10年間ぐらい、前立腺肥大症で通院していましたが、生検で前立腺がんがあると言われました。その後タキサスを取り寄せて飲み始めました。

まだ2か月しかタキサスを飲んでいないのに、少しずつPSAが下がっているので、お医者様が驚いておりました。ホルモン注射と放射線とで治療をすることになっていたのに、少し様子をみることになりました。本当に有り難いと思いました。

今後もずっとタキサスを飲むことによって健康になれると思うと、生き甲斐を感じております。また、苦しんでいる方にも話してあげたいと思います。みんなの幸せのためにも。

症例27

手術せず、痛みもなく、日常生活も以前と変わらない

岡山県 60代 女性

結腸がんの手術（Ⅲ期）を4月に受け翌年3月乳がん手術、同4月画像センターにてＭＲＩ・ＣＴ検査で卵巣がん（6㎝）ありと診断。

現在は手術をせず、タキサスで、また食事療法で治すことを目標にしています。タキサス1日18粒を6月5日より飲用。12月より1日36粒飲用しています。

少しあった痛みも現在ほとんどなく、足の親指のしびれも改善し、良い状態です。趣味のダンスなど、日常生活もほとんど元通りに近い状態です。体力は、以前より少し落ちてはいますが、精神的にも前向きに生活でき、大変感謝しています。

症例28

前立腺がん。PSA2・18が0・19に。現在は安定している

香川県 66歳 男性

人間ドックでPSAの異常がみられ、前立腺肥大と診断されました。そしてその2年後の7月、検査の結果、PSAが6・10となり、前立腺がんと診断されました。

同年9月13日　PSA　2・18
同年11月〜ホルモン注射と併用でタキサスを開始。
翌年6月13日　PSA　0・49
翌々年9月10日　PSA　0・19

現在は、数値は安定しています。

妻がリウマチを患っていて、タキサスを飲んでいたので、勧められて飲み始めました。妻のリウマチのほうも現在は安定しています。

症例29

食道がんのリンパ節転移が消失。「おかしいな……確かに転移していたんだけどな」

埼玉県 男性（妻談）

夫が食事の際、「食べ物が下がっていかない」というので検査した結果、食道がんと診断されました。手術後、リンパ節に3～4個転移していたと告げられました。

手術して20日後に退院して、その日からタキサスを1日18粒飲み始めて、その15日後に検査した結果、転移してないとのことです。先生も「おかしいな……確かに転移していたんだけどな」と首を傾げておられました。

先生からリンパ節に転移していたと聞かされた時は、頭がボーッとしてしまいましたが、タキサスを飲んだ結果、それがなくなっておりました。タキサスに出合えて本当に良かったです。

症例30 S状結腸がん、多発肺転移の末期がん。腫瘍マーカーは下がり、進行は止まったと嬉しい評価

茨城県 40代 女性

私はS状結腸がん、リンパ節転移、多発肺転移の末期がんと診断されました。身体中が痛いし、抗がん剤の副作用で気持ち悪いし、味覚がおかしくて、何を食べてもまずい。おいしいお茶葉で入れているのに、お茶がさびたような味がして、飲み物すら満足がいかない。その後、タキサスを飲み始めたところ、腫瘍マーカーは下がり、進行は止まったと主治医からの嬉しい評価をいただきました。

これからも一日一日をていねいに生きていたいと思いました。

検査数値（タキサスの使用後）

消化器の腫瘍マーカー値が軒並み低下！

CEA ※基準値5.0ng/ml以下

15.5 ng/ml → **3.4 ng/ml**
（2013年8月）　（2014年3月）

CA19-9 ※基準値37.0U/ml以下

116.5 U/m → **48.3 U/m**
（2013年8月）　（2014年3月）

症例31

大腸がん、転移あり。タキサスのみで約2年。担当医もびっくり。

山口県 70代 男性

市の健康診断で大腸がんが見つかり手術。入院中、娘が図書館でタキサスについて知り、勧めてくれました。

術後の検査で転移がわかり、各所に1～2㎝のがんがあり、手術できないので抗がん剤治療しかないと言われたのですが、治療を始めたところ副作用がひどく、中止してタキサスのみにしてみました。

タキサスのみで、手術から約2年になりますが、異常は認められず病院の担当医もびっくりしており、今後も検査を続けたいと医師から言われております。

私としては何の異常もなく、食事をはじめすべての生活、運動、仕事、元どおりにしております。抗がん剤の副作用で困っている人にぜひ勧めたいと思っております。

症例32

手術不可能のすい臓がん。タキサスのおかげで副作用が軽いと信じています

埼玉県 70代 女性

風邪をひき、鼻、喉、声、おなかにきて右胸と背中が痛み、ついに食べられなくなりました（吐き、くだるのくり返し）。体重が激減。12kgやせました。

胃腸病院でポリープ切除（3月）。CTの結果、すい臓にうっすら影あり、埼玉医大に送られMRI、CT等で検査して、6月にすい臓がんとわかりました。このまま見つからずに過ごしていたら2～3か月の余命と言われました。

しかし手術は不可能で、私には点滴による抗がん剤治療が良いとの判断でした。けれども副作用がこわいのでタキサスを購入し、1日36粒（12粒×3回）を飲み始めました。

入院3週間、点滴のせいで両足、下半身、手にすごい湿疹。両足のむくみが下半身ま

できましたが、一番心配だった食欲が少しずつ出てきました。

下痢は食べたら必ずといっていい程で、今もありますが、自分でもびっくりする程元気でいられ、退院後、毎週通院で治療を受けていますが、一度も寝込んだことはありません。

タキサスを飲み始めて半年、ＣＴの結果、現状維持とのこと。「これは素晴らしいことです。もっと治療を続け少しでも小さくなるよう頑張りましょう！」と先生が言ってくださいました。私はタキサスのお陰で副作用が軽いと信じています。

症例33
ステージ3の直腸がん。抗がん剤では脱毛も嘔吐も一回もありませんでした

大分県 80代 女性

トイレの回数が多くなり、体調がだるく歩くのが遅くなり、何故だろうと病院で検査、診療を1週間かけて受けました。

当時、鉄分不足で貧血？と思われていましたが、再検査で直腸がんステージ3まで進行していることがわかりました。体重も53kgが37kgまで落ち、急いで入院し手術を受けました。

その直後にタキサスのことが頭に浮かび、主治医の先生に相談をすると、本人が使うのであればそれもいいでしょうと言っていただきました。年金暮らしのため考えましたが、タキサスを約1年位続けることにしました。

以後、毎月3泊4日で化学治療を12回受けました。お陰様で副作用も一度もなく、

食欲も増し、その後2週間に1度の外来受診～1か月に1回の外来～現在3か月に1回の外来受診となっていますその都度採血検査を受けていますが、全く転移も見当たらず、今月術後3年6か月になります。その間、髪も抜けることや嘔吐することも一回もありませんでした。とにかくタキサスに出合えたことを常に感謝しております。

近日中に、大腸の検査を受けるようになっています。体調も3年前と同じで、体重も51kgまでに快復しています。

担当してくださったドクター、ナースの皆様、保健師のみなさんもびっくりした様子です。

第5章

仙薬から科学的根拠のある抗がんサプリメントへ

タキサスとは何か

本章では、植物としてのタキサスについてご紹介します。

まずタキサス（Taxus）というのは世界共通の学名です。日本では「紅豆杉」といいます。杉という名称がついていますが植物学的には杉ではありません。スギ科ではなくイチイ科の植物です。イチイは日本にもたくさん生えており、山林に自生しているものもあれば公園や街路、庭に植樹されているものもあります。

またイチイといっても色々な種類があります。タキサスはイチイといっても他のイチイとは一線を画す植物です。

タキサスは、原産地の中国では漢方素材として知られ「紫杉《しさん》」「赤柏松《せきはくしょう》」と呼ばれています。中でも雲南省に生息するタキサスは、その薬効の高さから長く門外不出の薬樹、仙樹として大切にされてきました。

ただしタキサスに科学のメスが入ったのは比較的最近のことです。その薬効は太古の昔から知られていましたが、近代になって西洋医学や科学がこうした漢方素材を研究するようになり、具体的にがんや糖尿病、肝炎、リウマチなど様々な病気に対する働きが明らかになってきたのです。

今日、先進国では、西洋医学的なアプローチだけではがんのような病気を治すのは困難ではないかという認識が一般化しています。そうして世界の民間薬、特に漢方薬に対する注目度、及び評価は高まるばかりです。中国の漢方素材の需要もうなぎのぼりで、世界中から輸出を求められ、中国政府も対応に苦慮しているようです。

漢方素材は重要な輸出製品ですが、天然資源が枯渇しては何もなりません。そこで近年は、国を挙げて希少性のある動植物の保護に乗り出しています。

その本家中国においても、タキサスほどの薬効を持つ植物は他にないのではと言われているほどです。

始皇帝が追い求めた不老長寿の仙薬

中国におけるタキサスの歴史をさかのぼると、紀元前200年頃、現在から

2300年も前の秦の始皇帝に行きつきます。

始皇帝は、万里の長城を築いたことで知られ、史上初めて中国全土を統一した皇帝です。中国史で最も有名な人物であり、我々日本人の誰もが歴史で学んで知っている人物です。

その始皇帝が中国全土を統一して秦を打ち立てると、永久に皇帝の地位に居続けるために不老不死になろうとします。

そこで臣下に命じて世界中を探させ、取り寄せた不老不死の妙薬の1つがタキサスであったとされています。昔の中国では不老不死といえば仙人であり、タキサスが仙薬と称される理由もそこにあります。

漢方薬の歴史から見ても宮廷薬、仙薬であったタキサスですが、それゆえに門外不出であり、歴代の王朝に重用され、一般に広く普及することはありませんでした。

長い禁制が解かれ日本とアメリカのみで研究が始まる

このように、宮廷薬として長く世に出ることのなかったタキサス。中国最後の王朝である清朝が終わり（1912年）、民主国家となっても、この植物はまだ世界に知られることはありませんでした。それは中国政府が、この貴重な植物を保護植物として長く伐採禁止、売買禁止にしたからです。

中国は、第2次世界大戦後の1949年、中華人民共和国として建国しました。そしてタキサスのような貴重な動植物を失うことのないよう様々な規制をかけることにしました。これによってタキサスは、中華人民共和国保護条例に従い「国家一級保護植物」（日本の天然記念物に相当）に指定され、伐採も売買も禁止されたのです。

のちにタキサスはワシントン条約の第2類対象品種にも指定され、国際的にも取引が禁止されることになりました。

その価値と希少性が世界に認められたことになりますが、そのためタキサスの持つ抗がん作用は世に出る機会が長く閉ざされてしまいました。自然保護、資源保護のためとはいえ、がんなどの難病を抱える人々にとっては残念なことでした。

しかし近年ようやくアメリカと日本の2カ国のみ限定で、輸出が再開されました。主な目的は研究用ですが、その一部が一般にも流通しています。我々は、限定的であっても、この貴重な抗がん素材を入手できるというのは幸運だと言えるでしょう。

それ以降、日本ではタキサスに関して急速に研究が進みました。第3章にご紹介したように、抗がん作用も科学的に詳しく解明され、多くのがん患者さんに福音がもたらされています。

海抜4000mに生息する奇跡の大樹

タキサスは中国の南部、雲南省の高山に自生しています。海抜3300メートルから4100メートル、主に海抜4000メートル付近という高山に多く生えています。海抜4000メートルというと日本にはない高さです。富士山が標高3776メートルですので、紅豆杉はさらに高いところに生息していることになります。

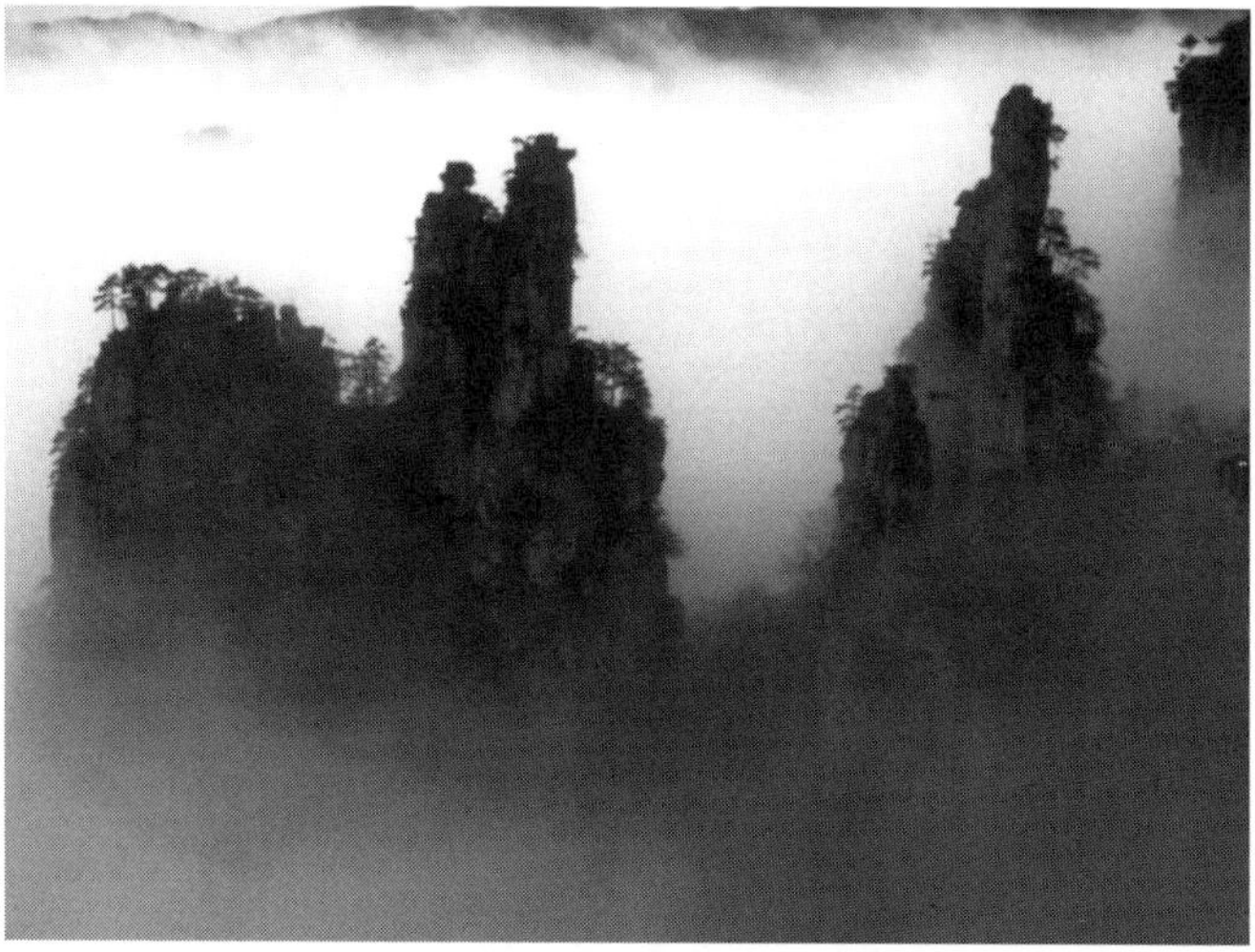

『紅豆杉』が自生している雲南省の山々

標高の高いところでは、高い木はおろか通常、背の低い草花しか生えないことが知られています。高山植物と呼ばれるものは、せいぜい人の腰くらいにしか成長できません。そのため高山には緑がなく、ゴツゴツとした岩山になるのが普通です。

植物が生息するには、気温や土壌、風など様々な要素がかかわっています。植物によって生きられる条件があり、ギリギリの限界というものもあります。森林ができる限界、樹木が生える限界、高木が生える限界、植物そのものが生きられる限界があります。

特に森林限界は海抜2500メートルと言われているので、タキサスはそれをはるかに超えた高い地域に生息していることになります。高山に上るとわかるように、上に行けば行くほど寒くなります。100メートル上がると気温は0.6℃下がるとされています。タキサスの生息する地域は年間の平均気温が氷点下であり、植物が生息するには極めて厳しいところにもかかわらず巨木となって生きているのです。

高い山は気温が低いだけではありません。紫外線の影響もあります。ご存知のように標高の高いところは太陽から強烈な紫外線が降り注いでいます。紫外線は活性酸素を発生させ、生物の細胞にダメージを与えます。人間であれば皮膚がんの心配をしなければなりません。自ら動くことのできない植物は、そのため枝葉や幹に大量の抗酸化物質を発生させ、紫外線に耐えています。

地球最古の植物　平均樹齢3000年の巨木

タキサスは、こうした植物の限界を超える過酷な環境に耐えて成長し、生きながら

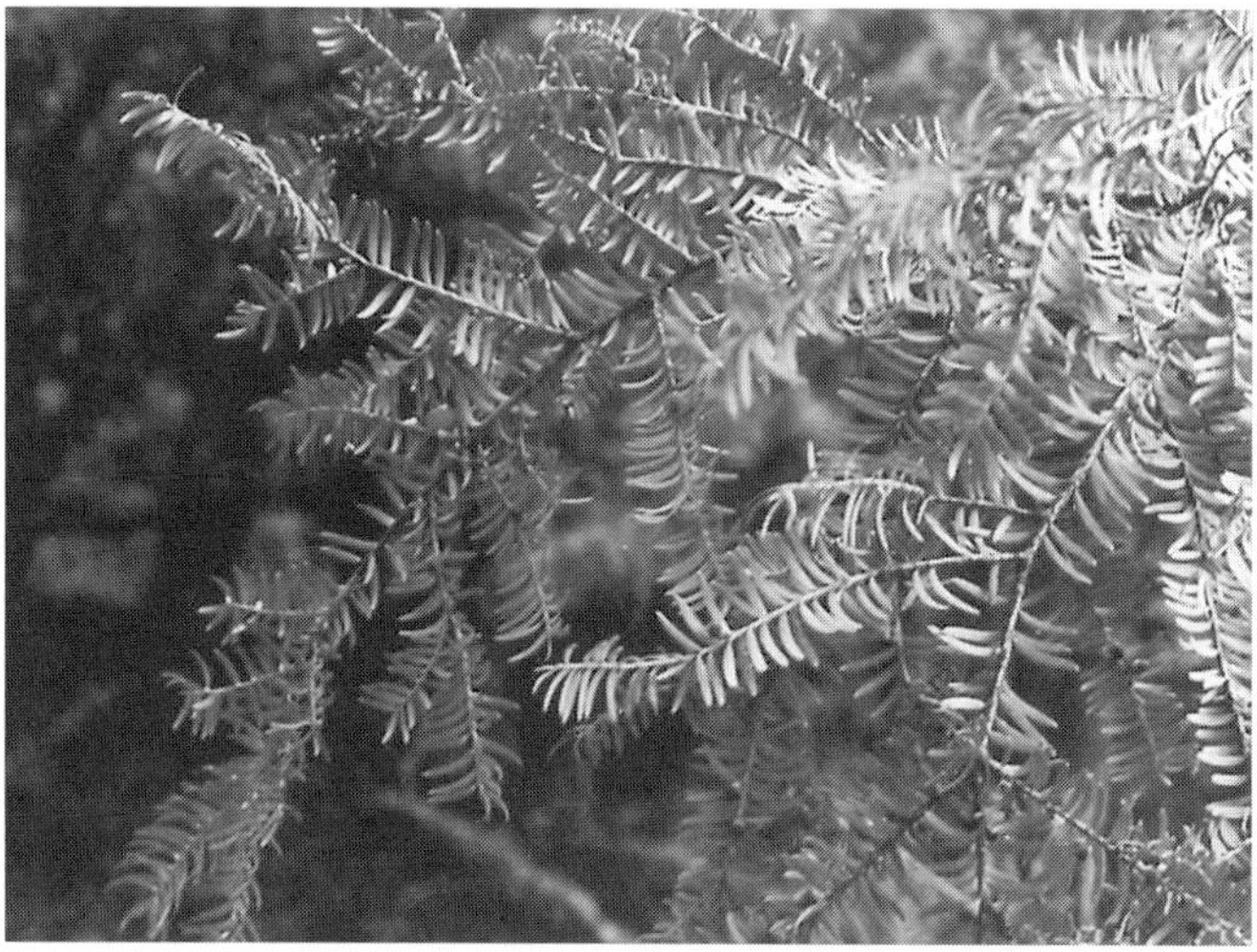

海抜約4000メートルに自生する『紅豆杉』

えてきました。その体躯に蓄えた〝気〟、すなわち生命エネルギーは、今日生きている人間にとって得がたい宝と言っていいでしょう。

タキサスが驚異的なのは生息地域が高い山であるだけではありません。その巨大さや長寿も驚異的です。平均樹高21メートル、平均幹周5・6メートル、平均樹齢3000年（中国科学院調査）というのですから、まるで太古の恐竜のような大木です。

実際にタキサスは、新生代第4紀氷河期から今日まで（百数十万年）、厳しい大自然の風雪に耐えて生き抜いてきました。2億年前の中生代（恐竜繁栄期）頃からは一属一種の太古のままの姿で生き延びたため、「太古の生きる化石」とも呼ばれています。古代から生息し残存している56種の植物の中でも、地球最古の植物です。

タキサスが生息する山は雲南省、希少生物の宝庫として知られる中国南部地域です。植物だけでも1万5千種。中国では「生物多様性の中心地」、あるいは「漢方薬の里」と言われています。

しかし経済発展と開発の波はこの豊かな自然を蝕みつつあり、抗がん作用のある樹木を目的としたタキサスの違法な伐採が後を絶ちません。

中国政府は希少な生物資源の保護のため、雲南省昆明市に生物資源バンクを設置し、2009年10月から運用を始めています。タキサスももちろんこの資源バンクに登録されており、種子や抽出したDNAが冷凍保存されています。

西洋では「永遠の命」の象徴

さて、この学名をタキサス（Taxus）とする植物は、北半球に広く生息するので、中国や日本だけでなく、西洋でもよく知られた樹木です。語源はギリシャ語で弓矢を意味する「Taxon」に由来します。調べてみるとイチイ科の植物タキサスは、世界各地で神秘的な植物として扱われていたことがわかります。

たとえばヨーロッパの西洋イチイは、不滅の魂を象徴する存在と言われています。タキサス同様、大変長寿で、数百年～千年、あるいはそれ以上生きる樹木として知られています。ゆっくりと成長し10メートルを超える大木になるところも似ています。寒い国でも1年中緑の葉をつける常緑樹であることから、不滅の命をイメージさせるのかもしれません。

タキサスが登場する歴史的な文献に、ジュリアス・シーザーの『ガリア戦記』があります。そこにはタキサスは「神話、伝説の衣をまとった樹」だとあり、永遠の命と復活を象徴する存在として記されています。

アメリカにはタキサスの仲間である太平洋イチイがあります。アメリカ北西部の先住民であるアメリカ・インディアンは、太平洋イチイを咳止めや消毒薬、虫下し、さらに皮膚がんの治療に使っていました。また権威の象徴として、首長交代の儀式にも使っていたようです。

このように世界各地でイチイは、その堂々たる姿や長寿であることから、崇拝されてきたようです。また高い薬理効果があることから、有益な植物として大切にされてきたことがわかります。

聖徳太子の時代、皇室に贈られた厄除けの素材

日本に初めてタキサスがもたらされたのは、1400年ほど前の聖徳太子の時代。隋《ずい》の王室から日本の皇室への贈り物だったとされています。

当時日本の皇族たちは束帯《そくたい》と呼ばれる衣装の胸元に、笏《しゃく》を抱えていました。当時、笏は象牙で作られていましたが、隋から伝わったタキサスは持っているだけで厄除け

になる、匂いをかげば長生きをすると伝えられたため、やがて笏の材料になったとされています。

今日でも神事にのぞむ皇族の方々や神職に携わる人々が、正装の束帯に笏を抱いている姿を見ることができます。笏は今日でも位の高い人が持つ権威の象徴です。

笏の材料になったタキサスはイチイ（一位）科の植物です。この名称も皇室ゆかりのものです。日本の第十六代仁徳天皇が、タキサスと同じ種類の樹木アララギに、「正一《しょういち》位《い》」の冠位を授けたとするのがイチイの由来です。それ以来、アララギは高い位の木、冠位「一位」の木と呼ばれるようになりました。

タキサスから20世紀最高の抗がん剤の成分タキソール

タキサスは、優れた抗がん成分タキソール（パクリタキセル）を含んでいます。タキソールという抗がん剤についてはご存知の方もいるでしょう。タキソールについては既に述べましたが、20世紀最高の抗がん剤といわれ、今日も乳がん、卵巣がん、非小細胞肺がん等の治療薬として臨床の第一線で使われています。

タキソールの誕生には、次のような経緯があります。

19世紀、ドイツの薬学者ルーカス・Hが、農場で死んだ羊の胃袋からイチイ＝タキサスの葉をみつけました。調査の結果、羊の死因はイチイの中毒。興味をもったルーカスは研究を重ね、１８５６年、世界で初めてタキソイド系の化合物をタキサスから分離することに成功します。

しかしこの研究はその後しばらく進展せず、医薬品の製造につながるのは20世紀後半に入ってからです。

１９７１年、モンロー・Ｅ・ウォール博士とマンスキー・Ｃ・ヴァニ博士が、イチイ＝タキサスの抽出物からパクリタキセルを分離・同定しタキソールと命名しました。その後タキソールは非常に強い抗がん作用があることがわかりました。

しかし、この樹木に含まれているタキソールは非常にわずかです。一人分の抗がん剤を作るのに、６本～７本分の樹皮がいると言われます。

そこでタキソールの合成法が模索され、１９８９年米国フロリダ州立大学のロバート・ホルトン博士が、世界で初めてタキソールの合成法を開発します（1994年には全合成に成功）。

ホルトン博士の合成法は、その後アメリカのブリストル・マイヤーズ スクイブ社が2億ドル（約200億円）で買い取り、タキソールという名称で商標登録。こうして抗がん剤のタキソールが誕生します。タキソールは商品名、一般名はパクリタキセルです。

1992年、タキソールはFDA（アメリカ食品医薬品局）に認可されました。ヨーロッパ諸国でも続々と認可が進み、日本でも1997年に認可されています。その後は世界100カ国以上で、抗がん剤タキソールが使われています。

日本でタキソールの保険適応になるのは卵巣がん、乳がん、子宮がん、肺がん、胃がんなどです。

その後フランスでもこの物質の化学合成に成功し、抗がん剤タキソテールが誕生します。商品名タキソテール、一般名ドセタキセルは、世界中に供給されています。

副作用がなく天然成分そのままのタキサス

タキサスから分離され、その後、化学合成が可能となり、医薬品となったタキソール、タキソテールは、今日でも強力な抗がん剤として、医療現場で使われています。

タキソールは有効成分のみを抽出、あるいは合成して作られた薬なので、効き目が強い反面、副作用もそれなりに強いものです。それが西洋医学によって生み出された薬の宿命であり存在価値です。患者さんも納得して治療を受けています。

しかし、こうした抗がん剤製造のやり方とは異なる、仙樹から生命丸ごとの薬効を得る方法もあります。それが生薬の特徴であり、医薬品とは異なる存在価値です。本書で紹介しているタキサスがまさしくそれです。

本書でご紹介しているのは天然の素材そのものの成分を凝縮しサプリメントにしたもので、副作用は全くありません。またどんな薬、サプリメント、食品と合わせても問題のない相和性があるので、安心して飲用することができます。

タキソールの抗がん剤としてのするどい効果を見ると、同じ植物から、これほど異なる薬効が生まれるというのは実に不思議なものです。

なぜタキサスには、抗がん剤タキソールのような副作用がないのでしょうか。第3章でご紹介したように、それはやはり分離された単一の成分パクリタキセルとは異なり、天然の成分を丸ごと使っているからだと考えられています。

リグナン類やジテルペン類など、30種類以上の天然の抗がん成分が含まれており、これらが複合的に働いているので、西洋薬のような単一成分を凝縮し化学合成したもののように、一方向にだけ働くわけではないのです。

タキサスそのものが副作用がないだけでなく、抗がん剤の副作用を抑える働きがあることもわかっています。タキサスを使用している方の多くが「抗がん剤の副作用が軽くなり、普通に生活できている」ことを証言しています。これも一方向のみに抗がん作用を発揮する西洋薬との大きな違いです。

薬よりサプリメントにするという選択

タキサスの多種多様の薬効を見ていくと、どうして抗がん剤にしないのだろう、いずれ薬になるのだろうかと思われる方もおられるかもしれません。

実は、タキサスは既にタキソール、あるいはタキソテールという抗がん剤になっています。ですが、あるいは抗がん剤全体、新薬の現状を考えると、必ずしも薬にすることが正解とはいえないのではないでしょうか。

抗がん剤は、タキサスの抗がん成分パクリタキセルを抽出し、その単一成分を化学合成することで強力な抗がん作用を発揮します。がん細胞を殺す力は原材料のタキサスの何倍、何十倍、あるいはそれ以上になっていることでしょう。

しかし、ご存じのように、それはがん細胞と同時に正常な細胞を傷つけ、激しい副作用をひきおこします。もしがん細胞を叩くために無制限に投与したら、がん細胞だけでなく患者さんの命も消滅してしまうでしょう。

これは他の抗がん剤の多くにあてはまることです。分子標的薬も免疫チェックポイント阻害剤も例外ではありませんでした。

ところが、タキサスの成分をまるごとサプリメントにすると、そうした心配は全くなくなります。タキサスにもパクリタキセルは含まれていますが、抗がん剤ほどの量はありません。

繰り返すと、その代わりリグナン類やジテルペン類など、免疫を調整したり、がん細胞を壊死《えし》（ネクローシス）でなく自然死（アポトーシス）に導いたりする、多彩で複合的な成分が豊富に含まれています。

もちろん今、まさに患者さんの命を危険にさらしているがん細胞、特に転移や再発の可能性がある場合は、抗がん剤などでの治療が重要です。

一方タキサスは、こうした厳しいがん治療を行っている患者さんにとって最良の補完素材になるように思われるのです。

タキサスが薬でなくサプリメントとして存在するのは、がん治療にとってその方が有用だからだと思われます。現在のがん治療に欠けているもの、がん治療を支えるもの、それがタキサスの果たす役割だと言えるのです。

附録

がんを消すためのQ＆A

Q1

タキサスとは何ですか？

タキサスは中国雲南省の高山に生えているイチイ科の樹木から抽出される薬用素材、漢方素材です。

タキサスは、中国では始皇帝の時代から王侯貴族のみが使用する薬用植物として珍重され、長い間、門外不出の宮廷薬でした。漢方薬としての名称は「紫杉《しさん》」、あるいは「赤柏松《せきはくしょう》」です。

タキサスは希少な生物資源であるため、現在、中国政府は輸出を厳しく制限しています。かつて雲南省ではタキサスの薬理成分を目的にした乱伐が後を絶たなかったため、厳しい規制と保護が行われるようになりました。また世界的にもワシントン条約の植物種として指定されており、自由な売買はできません。現在世界では日本とアメリカにのみ、主に研究用として輸出されています。

Q2 タキサス由来の抗がん剤があるというのは本当ですか？

同じ種類のイチイから抽出されるタキソールという抗がん剤が存在します。タキサスはタキソールの原材料と同じと言っていいでしょう。

医薬品のタキソール（薬名パクリタキセル）は、20世紀最高の抗がん剤と言われています。保険適用となるのは乳がん、卵巣がん、非小細胞肺がん等です。21世紀の今日でも、やはりこうしたがんにおいては第一選択薬とされる効果の高い抗がん剤です。

ただ抗がん剤のタキソールは、抗がん成分のみを抽出し、半化学合成によってさらに濃縮して作られているので、効き目が強い分、副作用もそれなりに強いものです。

Q3 タキサスと抗がん剤のタキソールはどこが違うのですか?

タキサスはタキソールのように抗がん成分のみを抽出したのではなく、タキサスの成分を丸ごと使っています。それがいわゆる〝生薬〟の特長であり、西洋薬とは異なる効き目を発揮するのです。

抗がん剤はがんを殺すことのみに特化して作られています。しかし生薬であるタキサスは、抗がん作用だけでなく、免疫を調整したり、血糖値を下げたり、血流をよくしたりするなど多種多様の働きを併せ持っています。それらが複合的に働くことが抗がん剤と大きく違う点です。

Q4

タキサスが抗がん剤の副作用を軽くするのはなぜですか？

抗がん剤はがんを殺すだけでなく、健康な細胞や組織を傷つけてしまうので強い副作用があります。タキサスには抗がん作用だけでなく、前述のように免疫調整作用、血糖値降下作用、血流改善作用など様々なプラスの働きがあります。これらの働きは抗がん剤によって傷ついた細胞や組織を守り、回復を助けるので副作用が軽くなると考えられます。

Q5 タキサスに含まれている〝様々な成分〟とはどのようなもの？

タキサスにはリグナン類やジテルペン類など30種類以上の天然の薬用成分が含まれています。これらは植物の持つ強い抗酸化物質であるポリフェノールの仲間です。

ポリフェノールとは、自ら移動することのできない植物が、太陽光の強い紫外線や細菌、ウィルス、害虫などの有害成分から身を守るために自ら産生する物質の総称です。最近ではフィトケミカルとも呼ばれ、高い健康効果が注目されています。

タキサスは海抜4000メートルという高山で強烈な紫外線を浴び、夏と冬の激しい寒暖差とも闘いながら生き抜いてきた生物です。その成分を科学的に分析すると、膨大な種類のポリフェノール（リグナン類、ジテルペン類など）の存在が確認され、生命力の秘密が明らかになってきたわけです。

なお2001年には富山医科薬科大学（現・富山大学）和漢薬研究所が、タキサスのみに含まれる全く新しい化合物を発見しています。

Q6 タキサスはどのようにがんに作用するのですか？

タキサスの抗がん作用は主に3つあると考えられています。

まず第1に「選択的抗がん作用」です。これはタキサスの成分が正常細胞には影響を及ぼさず、がん細胞だけを攻撃することを意味します。このことは2002年、金沢医科大学で行われた実験で確認されています。

第2には、タキサスのがん細胞に対する「アポトーシス誘導作用」があります。がん細胞はアポトーシス（自然死）というプログラムが壊れた細胞なので、無限に増殖する特徴があります。そのがん細胞にタキサスを投与すると、正常細胞のようにアポトーシスが起きて自然死することが明らかにされています。

第3が「免疫賦活作用」です。タキサスを投与することで体内の免疫細胞が活性化し、がん細胞を殺傷する能力が高まることが確認されています。特に死んだ細胞の処理しか行わなかったマクロファージ（免疫細胞の一種）が、生きたがん細胞を貪食するようになることが観察されています。

これらは、西洋薬の抗がん剤にはない働きであり、タキサスだけが持つユニークな抗がん作用だといえるでしょう。

Q7

すぐれた抗がん作用があるのに、タキサスは医薬品ではないのですか？

タキサスを医薬品にするのは不可能ではないと考えられます。しかしそのためには、莫大な費用と長い時間が必要です。医薬品を1つ開発するためには数百億円の開発費と10年以上の時間がかかると言われているくらいです。タキサスに関して言えば、それだけの費用と時間をかけて西洋薬と同じ抗がん剤を作ることに意味があるかどうかです。

ご存じのように抗がん剤は、がん細胞と同時に正常な細胞を傷つけ、激しい副作用をひきおこします。同様の抗がん剤を作るより、タキサスを成分まるごとサプリメントにした方が有用だと考えることもできます。現在のがん治療に欠けているもの、がん治療を支えるもの、それがタキサスの果たす役割だと考えられます。

Q8

タキサスの抗がん作用には科学的根拠はありますか？

本書の第3章をお読みいただければ、タキサスがどのような研究を経てきたかがおわかりいただけるでしょう。富山大学、北里大学、金沢医科大学、神戸薬科大学など多くの研究機関で様々な薬理作用が発見され、実験が積み重ねられてきました。

薬理成分の科学的根拠を示すには、試験管内での細胞研究、動物実験、そしてヒトに対する臨床試験と3つの段階が必要だとされていますが、タキサスは全てを繰り返し行ってきました。

こうしたことから、タキサスの抗がん作用の科学的根拠は充分だと言えるでしょう。

Q9

タキサスの研究論文が、世界的に権威ある学術誌に掲載されたことはありますか？

タキサスの抗がん作用の研究論文は、これまで多くの学術誌に掲載されています。例えば米国の『Life Sciences』『Journal of Natural Products』、ドイツの『Planta Medica』、オランダの『Phytochemistry』『Phytomedicine』、日本の『Biological & Pharmaceutical Bulletin』『Journal of Chromatography』などがそれです。

以上のような学術誌に掲載されるには、その論文が各分野の専門家によって「査読」といわれる厳しいチェックを経て認められなければなりません。掲載されたこと自体が、論文の信憑性を保証すると言っても過言ではないのです。

Q10 タキサスは安全性において問題はないでしょうか？

タキサスの安全性試験は、第三者機関である（財）日本食品分析センターに委託し、残留農薬・重金属・細菌数などの項目で問題がないことを確認しています。さらにマウスを使った急性毒性試験でも問題なく、放射性物質も全く検出されておりません。こうした安全性試験は繰り返し行っており、今後も継続してチェックを続ける予定であるそうです。

これだけの検証を繰り返していればサプリメントの安全性において万全であり、安心して摂取することができるでしょう。

Q11

タキサスはどれくらいの量を、いつ飲むとよいのでしょうか？

目安としては1回6粒を1日3回、合計18粒くらいです。消化吸収や飲みやすさを考えると一度に全部飲むよりは、朝、昼、晩と3回くらいに分けた方がよいでしょう。ただタキサスは医薬品ではなく食品なので、たくさん飲んでも問題はありません。飲み忘れて後で追加しても大丈夫です。飲む総量も、病状、体調をはかりながら加減するとよいでしょう。

もし病状が落ち着いたら飲む量を減らし、体調によってまた増やすなど、ご自身の体次第で変えていくことが可能です。

飲む時間も特に決まりはありませんが、「毎食後」と決めておくと忘れないのでよいのではないでしょうか。

Q12

タキサスは子どもが飲んでも大丈夫でしょうか？

大丈夫です。タキサスには年令による制限はありません。お子さんの様子をみながら、1回1粒、2粒でも無理なく飲める量を飲ませてみてはいかがでしょう。同様にお年寄りでも妊娠中の方でも問題はありません。

Q13

タキサスは薬と一緒に飲んでも問題ないでしょうか？

大丈夫です。これまでタキサスを一緒に摂取して問題となった薬はありません。タキサスを飲んでいたら抗がん剤の副作用が軽くすんだ、という方がたくさんおられるので、がん治療の補完療法として有用だと考えられます。

Q14

タキサスと一緒に摂ってはいけない食品はありませんか？一緒に摂るとタキサスの働きが阻害される食品はないですか？

一緒に摂取してはいけない食品はありません。

もし医薬品であれば、薬によって一緒に摂ってはいけない食品は色々あります。代表的なのは納豆とワルファリン（血液凝固阻止剤）、グレープフルーツとカルシウム拮抗薬などです。こうした飲み合わせ、食べ合わせを薬と食品の相互作用と言い、薬の働きを阻害したり強めたりすることがあるので禁忌とされています。

しかしタキサスにはそういった食品はありませんので、心配は無用です。

Q15

タキサスをがんの再発予防に飲んでもいいでしょうか？

タキサスを、がん治療後の再発予防に飲んでいる方がたくさんおられます。タキサスには抗がん成分が含まれているので、再発予防効果が期待できるでしょう。しかし抗がん成分は薬よりは少なく、副作用の心配が全くありません。

また抗がん成分以外に免疫調整作用、血糖値降下作用、血流改善作用が確認されているので、がん治療後の回復を助け、体全体の健康増進にとって大変有用です。こうした作用もがんの再発予防にとって重要な働きだといえるでしょう。

あとがき

変わるがん治療

もし自分ががんと診断されたら……。誰もがショックを受け、ひどく落ちこむことでしょう。家族はどうなる、お金はどうする、仕事は、家は、そもそも自分の命は……とあらゆることが心配になり、不安でいっぱいになるかもしれません。実際にがんを告知された患者さんは、「自分はもうおしまいだ」と絶望してしまう人がほとんどだそうです。

けれどもまえがきに書いたように、今日、がんは決して不治の病ではありません。「2人に1人ががんになる」くらいありふれた病気ですし、「5人に4人は助かる」のです。まずそのことをしっかり認識して、悲観的にならないようにしてください。

がん治療全体も大きく変わりました。

昔はがんの治療といえば何か月も入院し、ベッドに寝たきりというイメージだったと思います。今日では、なるべく通院で、日帰りで治療を受ける人が多くなりました。がんの治療全体が、病院主導ではなく患者さん中心になり、患者さんの意思や生活をおもんばかる方向に変わってきています。がん治療は第一にＱＯＬ、つまり患者さんの生活の質を高めることが重要なテーマになっているからです。

逆に患者さんの側も、病院まかせ、医者まかせではなく、主体的に治療法を選択し、自らを治すという意識を持つ時代になったと言えるでしょう。

ぜひ、多くの方にがん治療の現状とタキサスなどの補完代替療法について知っていただき、ご自分にふさわしい治療法をお考えいただきたいと思います。本書がそのヒントになれば幸いです。

監修者紹介

浜口 玲央（はまぐち・れお）

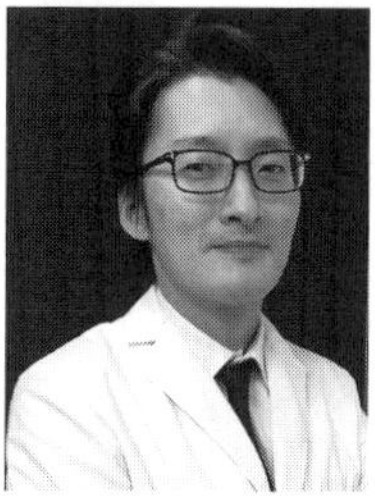

金沢大学医学部医学科卒業。

総合内科専門医、呼吸器専門医、がん治療認定医。

京都大学名誉教授、からすま和田クリニック院長の和田洋巳先生に師事し、食事・栄養の改善、免疫力の向上を目指すとともに、がんの炎症・代謝を考慮したがん診療を行っている。

東京大学大学院医学系研究科にて、がん治療に関する臨床研究を行っている。

現在、みらいメディカルクリニック茗荷谷 医長。

著者紹介

犬山康子（いぬやま・やすこ）

1959年生まれ。出版社勤務を経てフリーランスとして活動。子どものアレルギーをきっかけに健康・医療に興味を持ち、自然療法、東洋医学などの研究、執筆活動を展開中。一児の母。

本書を最後までお読みいただきまして
ありがとうございました。

本書の内容についてご質問などございましたら、
小社編集部までお気軽にご連絡ください。

ナショナル出版編集部
TEL:03-6821-8485
E-mail:info@national-pub.co.jp

がんが消えていく科学的なしくみ

発行日 2018年7月2日 第1刷

定価 本体1200円+税
監修 浜口玲央
著者 犬山康子
発行所 ナショナル出版
〒145-0074
東京都大田区東嶺町30-9
VIVRE 久が原205
TEL 03・6821・8485
FAX 03・6715・2514

印刷・製本 ベクトル印刷株式会社

ISBN978-4-930703-85-9